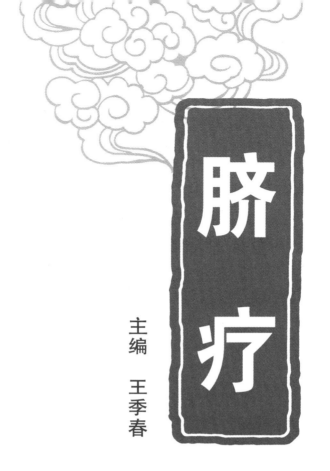

脐疗

主编 王季春

U0200807

郑州大学出版社

图书在版编目（CIP）数据

脐疗／王季春主编. — 郑州：郑州大学出版社，2022. 1（2024.6 重印）
ISBN 978−7−5645−8355−2

Ⅰ. ①脐⋯　Ⅱ. ①王⋯　Ⅲ. ①脐－中药外敷疗法
Ⅳ. ①R244.9

中国版本图书馆 CIP 数据核字（2021）第 238191 号

脐疗

QILIAO

策划编辑	张　霞	封面设计	苏永生
责任编辑	李龙传	版式设计	苏永生
责任校对	张彦勤	责任监制	李瑞卿

出版发行	郑州大学出版社	地　　址	郑州市大学路 40 号（450052）
出版人	孙保营	网　　址	http://www.zzup.cn
经　销	全国新华书店	发行电话	0371−66966070
印　刷	廊坊市印艺阁数字科技有限公司		
开　本	710 mm×1 010 mm　1／16		
印　张	11.5	字　　数	145 千字
版　次	2022 年 1 月第 1 版	印　　次	2024 年 6 月第 2 次印刷

书　号	ISBN 978−7−5645−8355−2	定　价	58.00 元

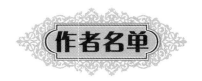

作者名单

主　　编　王季春

副 主 编　赵金平　程　谱

编　　委　（按姓氏笔画排序）

于发茹　马凡磁　王体禹　王辉光

毕庆玲　孙克勤　杨爱景　杨昭君

李海景　张伊凡　张得方　苑燕平

绍先勇　赵　圣　荆福河　游胜朋

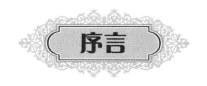

序言

　　脐疗历史悠久，源远流长，是中医药宝库中的魂宝，亦是中医外治法中颇具特色的疗法之一。早在殷商时期，太乙真人就用熏脐法治病；《内径》《难经》及之后的《肘后方》《甲乙经》《本草纲目》等均有论述；历经各代至清进入鼎盛时期。脐疗以其"简、便、验、廉"的显著优势，为广大群众喜好乐用。

　　王季春先生青年矢志从医，先后师从于301医院针灸专家彭秀义、中国工程院院士国医大师石学敏等名家，加之勤学善悟，学以致用，技术日臻完善，效如桴鼓，被誉为曹州"神针"，为中国针灸学会会员、菏泽市中医药学会小儿推拿专业委员会主任委员，先后被授予"全省基层中医工作先进个人""山东省基层名中医"等。又誉任菏泽市中医药学会常务理事、菏泽市中医药学会五运六气学会副主任委员。先生总结其40余年中医临床实践经验，编撰《脐疗》一书，系统介绍了脐疗的基础理论、经络理论及临床应用，内容全面，重点突出，深入浅出，通俗易懂，是广大中医药工作者非常实用的书籍。

　　当前，中医药传承创新发展正迎来天时地利人和的大好机遇，尤其是我市正在大力推广中医适宜技术，相信此书的出版，对提升我市中医药服务能力，特别是中医外治技术水平，更好地满足人民群众中医药服务需求等，必将发挥重要作用。

菏泽市中医药管理局局长
菏泽市中医药学会会长

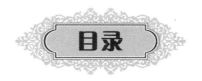

目录

第一章　脐疗概述

第一节　脐疗的起源

脐,即肚脐,又名脐中,或名气舍、气合,属于任脉的神阙穴;"神"为变化莫测,"阙"为要处之意。《医学原始》有"脐为,肾间之动气,气通于百脉,联络五脏六腑,使百脉和畅,毛窍通达,上至百会,下至涌泉"之说。而且,该穴当脐孔,连接脐带以维系胎儿在母体中的生存。所以,祖国医学认为,脐是先天之本源,又为后天之命蒂,是五脏六腑之根,又是神元归藏之本。现代医学研究发现脐是人体最大的全息元。

脐疗,为中医外治法,是指将中草药物制成糊、散、膏等剂型,敷于脐部,联合或不联合艾灸、热熨、拔罐等以治疗疾病的方法,属于中药穴位贴敷、灸法等作用于神阙穴外治法的一种。

脐疗在祖国医学的历史长河中源远流长,从旧石器时代发现火开始,古人治病逐渐形成灸法、针刺与汤药的三种方法。最早的医学著作《五十二病方》就有脐疗的相关记载;在明清时期,脐疗更是有了较大的进展,开启了中医外治的新阶段。近年来,脐疗相关的临床应用报告逐渐增多,内容多彩丰富。

临床实践证明脐疗可用于治疗多种疾病，如《针灸甲乙经》有灸脐中治疗"肠中常鸣，时上冲心""绝子"；《铜人》中有"治泄利不止，小儿奶利不绝，腹大绕脐痛，水肿鼓胀，肠中鸣状如流水声，久冷伤惫，可灸百壮"之说。现代临床上将脐疗应用更加广泛，常用于内、妇、儿、男科中多种疾病。多采用开窍、通脉、补能之药，吸纳虚火，激发阳气，融通全身百脉，从而达到祛邪扶正，培元固本；对各种疾病都有可观的疗效，特别是对失眠、消化系统和生殖泌尿系统等疾病有立竿见影的奇效。

脐疗作为中医外治法的一种，因其特殊优势而常被单独提及并广泛应用。现代临床研究发现脐部皮肤除了一般皮肤所具有的微循环外，脐下腹膜还布有丰富的静脉网，腹下动脉分支也经过脐部，药物经脐部皮肤渗透后，可以直接扩散到静脉网、腹下动脉而进入体循环。因此，脐疗没有口服和静脉用药对胃肠道、肝肾产生的不良反应，也减少了患者因治疗所带来的痛苦。此外，药物有效成分可经脐部被迅速吸收，利用度高，持续作用时间长。脐疗属于中医外治法的一朵奇葩，但不脱离中医临证思维特点，可根据患者病情变化不同，用药上可随时调整，体现了"辨证论治"这一中医核心思想。

目前已有诸多脐疗相关临床研究报道，对其作用特点、作用机制、用药特点等进行了多方面的整理和研究，这丰富了祖国医学外治法的内容。脐疗临床可操作性强，适应证广泛。脐疗的未来将更加耀眼光彩。

第二节　脐疗的理论基础

《黄帝内经》认为,脐不是孤立的,它与十二经脉、五脏六腑是相通的。脐,是奇经八脉"任脉"的要穴,而奇经八脉有沟通、联络和调节十二经脉的作用。十二经脉又是包含奇经八脉、十五络脉及十二经别、十二经筋和十二皮部等在内的经络系统主体。其实,脐与各经络、脏腑也是有直接关联的。《医学源始》说:"人之始生,先于脐与命门,故为十二经脉之始生,五脏六腑之成形故也。"故,脐通过奇经八脉以通达周身经气,是十二经之发源地。

一、脐与奇经八脉的联系

奇经八脉是指任、督、冲、带、阴跷、阳跷、阴维、阳维八条经脉的总称。它们与十二正经不同,既不直属脏腑,又无表里配合关系,"别道奇行",故称"奇经"。其中除任脉以外,督脉、冲脉、带脉也与脐有关联。如:《素问·骨空论》有"其少腹直上者,贯脐中央,上贯心,入喉…";"冲脉者,起于气街,并少阴之经,挟脐上行至胸中而散";《灵枢·经别》有"当十四椎,出属带脉"。皆体现了督、冲、带脉与脐的密切联系。

任脉为"阴脉之海",意思是人体的诸阴经脉气都受到任脉统领。单从任脉的分布循行上看,任脉与足三阴经相交,但足三阴经与手三阴经相接;另外,任脉与阴维脉相交于天突、廉泉穴,与冲脉在阴交穴处相通。因此,任脉实际上联系了所有的阴经,所以有"阴脉之海"之称。而任脉行脐中,脐也就通过任脉与全身的阴经相联通。此外,《奇经八脉考》中有"其脉起于中极之下,少腹之内,会阴之分——会手太阳、少阳、足阳明于中脘",说明脐又通过任脉与小肠经、三焦经、大肠经、胆经、胃经等阳经相联通。

督脉为"阳脉之海",总督一身之阳气。《奇经八脉考》有"督脉别络,自长强走任脉者,由少腹直上,贯脐中央,上贯心,入喉,上颐,环唇,上系两目之下中央,会太阳于目内睛明穴",督脉的脉气在大椎处又与手足三阳经相交会,在第二腰椎处与环腰一周的带脉相交,又与阳维脉交会于风府、哑门。故督脉贯脐中央,脐也就通过督脉与全身的阳经相联通。

带脉横行腰腹之间,能约束诸经,足部的阴阳经脉都受带脉的约束。由于带脉于腰部相交于督脉,行于腰腹,使腰腹部成为冲、任、督、带脉脉气汇集之处。故脐又可通过带脉与足三阴经、足三阳经以及冲、督相联系。

冲脉上至头,下至足,贯穿全身,为"十二经之海""五脏六腑之海",能调节十二经气血,其脉气在头部灌注诸阳,在下肢渗入三阴,并与肾、胃经相并上行。故脐可通过冲脉与十二经脉相通。

总之,任、督、冲"三脉一源而三岐",任、督、冲、带四脉脉气相通,共同纵横贯穿于十二经之间,具有调节正经气血的作用,故神阙穴可通过奇经八脉通周身之经气。

二、脐与脏腑、经脉的联系

脐与心。《灵枢·经筋》:"手少阴之筋……下系于脐。"《素问·骨空论》:"督脉其少腹直上者,贯脐中央,上贯心。"《会元针灸学》:"神阙(脐)者,神之舍也,心藏神,脐为神之舍。"脐通过督脉与心联系。

脐与肝。《灵枢·营气》:"上行至肝……其支别者,上额,循巅,下项中,循脊入骶是督脉也,络阴器上过毛中,入脐中。"脐通过督脉与肝联系。

脐与脾。《灵枢·经筋》:"足太阴之筋……聚于阴器,上腹结于脐。"

脐与肺。《灵枢·营气》:"故气从太阴出……入脐中,上循腹里,入缺盆,下注肺中,复出太阴。"

脐与肾。《灵枢·经别》:"足少阴之正……上至肾,当十四椎,出属带脉。"另《道藏》曰:"神阙为心肾交通之门户。"脐通过带脉与肾联系。

脐与胃。《灵枢·经脉》:"胃足阳明之脉……下挟脐。"《难经·二十七难》:"冲脉者,起于气冲,并足阳明之经,夹脐上行,至胸中而散也。"

脐与大小肠。《灵枢·肠胃》:"回肠当脐……""小肠后附脊,左环回周叠积,其注于回肠者,外附于脐上。"

脐与三焦。《难经·六十六难》:"脐下肾间动气者,人之生命也,十二经之根本,故名曰原。三焦者,原气之别使也,主通行三气,经历五脏六腑。原者,三焦之尊号也,故所止辄为原。"《难经·三十一难》:"中焦者……其治在脐旁;下焦者……其治在脐下一寸,故名曰三焦。"

脐与膀胱。《灵枢·经别》:"足少阴经别……别走太阳而合……出属带脉。"脐通过带脉与膀胱联系。

第三节　脐疗的方法

一、贴脐法

贴脐法就是用制成一定剂型的药物外敷在脐部的方法,是脐疗的最主要和最常用的方法。贴脐法根据不同敷药范围、操作方法又可分为以下几种。

1.填法

就是将散、丸、丹剂型的药物填于肚脐内,所以药物只能局限在脐孔内。

2.敷法

主要是用植物药或虫类药的鲜品捣烂后敷于脐部,也可以将干燥的药末用水调和成膏状,然后敷于脐部。用药部位,不受脐孔局限,范围较填法大。

3.搜法

意在涵盖脐部及周围,则需用大量的药物捣烂或研末或调糊膏。用药部位大,不局限于脐部。

4.涂法

涂法是将药物制成的药汁、药膏、药稀糊等涂擦于脐部,较前三种药物更稀薄,更便于吸收。

5.滴法

将药汁(或煎汁或捣烂取汁,或用水等)根据病情需要温热或冰凉后,一滴滴徐徐滴入脐内,以达治疗目的,称为滴法,如冷水滴脐法。

6.熨法

将药物切末炒热布包,乘热外熨脐部,如平胃散熨脐法。

7.贴法

贴法是指把药物先制作成药贴,贴于脐部的方法,该法便于旅行携带。

8. 掺法

掺法是将药物的细末掺于膏药上,外贴于脐部的方法。该法简单,便于操作,需选择适当的膏药。

二、灸脐法

灸,目前多采用艾绒作为灸的材料,临床上常用艾灸脐部。灸脐法就是艾灸施于神阙穴,通过不同的手法及选择不同的辅助药物,以其达到理想的治疗效果,可分为以下几种。

1. 悬灸

点燃艾条,手持之在脐部上方悬起灸之,距离以脐部觉温热但又能耐受为度。根据手法不同,又可分为温和灸、回旋灸和雀啄灸。

2. 隔物灸

先在脐部放置药物,于药物之上放置艾柱,也可直接用艾条灸之,常选用盐、姜、附子饼等。

3. 蒸脐法

蒸脐法又称为熏脐法、炼脐法、温脐法,是将药物(多为复方)研细末填满脐部,上置艾柱灸的一种方法(古人用时多在艾柱与药物之间放置槐皮),多用于虚证、泌尿生殖系统疾病和用于养生保健。

4. 熨灸

将艾绒平铺于脐部,再盖几层布,用熨斗在上面熨之,可发挥热熨及艾的双重作用,常用于虚寒、痰、痹等证。

5. 日光灸

将艾绒平铺在脐腹部,在日光下曝晒的方法,既有日光浴,又有艾的作用,常用于虚寒腹痛、慢性虚弱疾病、小儿缺钙、皮肤色素变性等。

6. 天灸

天灸又称为发泡疗法，是用对皮肤有刺激性的药物敷贴脐部，使局部充血、起泡，有如灸疮，以其能发泡如火燎，故名曰天灸，常用的药物有白芥子、吴茱萸、甘遂，蓖麻子、蒜泥等。

三、拔罐脐部法

拔罐脐部就是在脐部拔火罐的方法，作用机制是被拔的脐部皮肤充血、瘀血，以达到防治疾病的目的。拔罐方法也可以分为以下几种。

1. 闪火法

闪火法是将罐子拔上后立即取下，如此反复吸拔多次，至皮肤潮红为止。需注意闪罐大多采用火罐法，且所用的罐不宜过大。

2. 架火法

先用不易燃烧和传热的物体，如瓶盖、小酒盅等，放置在脐部，上置一小块酒精棉球，将棉球燃着后，马上将罐子扣上，就可以吸附在脐部。根据不同的病情，火罐法在具体施术过程中还可以有变化。

需要注意的是脐部皮肤松弛者慎用此法，且拔罐时间不宜太长。

四、按摩脐部法

按摩脐部法是运用推拿手法作用于脐部，以达到防治疾病目的的方法。常用的手法有以下几种。

1. 揉脐法

《针灸大成》卷十："揉脐法，掐斗肘毕，又以左大指按儿脐下丹田不动，以右大指周围搓摩之，一往一来。"现代多用示指、中指的指端或掌根部置于脐部或脐周，以轻柔地回旋揉动。

2. 摩脐法

《推拿指南》:"摩脐法,此治腹痛便结……用右掌心向上下左右按而摩之。"即是用手掌掌面或示指、中指、环指的指面置于脐部或周围,以腕关节连同前臂作环形有节律的抚摩,操作要和缓协调,每分钟30~120次。关于旋转方向,古有左补右泻之说。

第四节　脐疗的临床应用

一、脐疗的功效与适应证

从脐疗临床应用来看,其功用及适应证总结如下。

1. 回阳救急

临床应用于虚脱、俘厥、中风昏迷等急症。

2. 健脾和胃,升清降浊

临床上对胃痛、痞满、呕吐、泄泻、痢疾、纳呆等病症有较好疗效。

3. 调理冲任,温补下元,固精止带

可用于遗精、阳痿、早泄及妇女月经不调、痛经、崩漏、带下、滑胎、不孕等疾患。

4. 通调水道,利水消肿

临床上可治疗小便不通、腹水、水肿、黄疸等病症。

5. 理气和血

临床上可治疗痹证及诸痛证。

6. 安神敛汗

脐疗能收敛人体的精、气、神、津,临床上常用于治疗自汗、盗汗、惊悸、失眠等。

7.扶正祛邪,延年益寿

脐疗可增强人体抗病能力,临床上可用于虚劳诸疾和预防保健。

二、脐疗的用药特点

脐疗效果显著,与其独特的药材组成密切相关,其组成主要包括两类,即湿润剂和脐疗药物。

脐疗药物必须配伍有通经活血、开窍透骨、拔毒外出之品为引。如常用的有姜、葱、韭、蒜、白芥子、花椒、苗麻子、凤仙草、轻粉、穿山甲、冰片等,可根据不同情况酌选 1~3 味即可。其他药物则选用气味俱厚之品,或力猛有毒之药,且多生用,如半夏、苍术、吴茱萸等。因其药力从外而入,气味轻淡之品不易收效。多用芳香气味的药物,如丁香、乳香、樟脑等,以有利于药物吸收和促进气血流通。以上药物又多属于温热性质的药物,温热药物的归经多为脾、肾经,用药可兼顾先后天之本。

湿润剂指掺入药物粉末中,一可使药物促成形态,利于药物渗透,主要有单一介质和混合介质之分。单一介质常用的有:水、酒类、油类、醋、姜汁、蜂蜜、蛋清、凡士林或药汁等;混合介质主要为姜汁和白酒,甘油和醋,白酒和凡士林,黄酒和鸡蛋清,酒、醋和二甲基亚砜等。

脐部给药还有热药较凉药效果好,攻药较补药见效快的特点。若用膏药贴脐,选用补药时多用血肉有情之品,如羊肉、猪肾、牛胞衣等。

第五节　脐疗的注意事项及意外处理

一、脐疗的注意事项

脐疗需要规范操作流程,注意一些特殊操作事项。

(1)脐部因其特殊的生理结构,极易滋生细菌,因此,治疗前宜用温水清洗后再以75%酒精棉球擦拭,同时,也应注意清洗上次贴敷遗留的药渣。

(2)药物贴脐时一般用胶布固封,若是经常发生胶布性皮炎的患者,则可以换用脱敏胶布等,尽量避免过敏发生。

(3)固封时应注意尽量严密,一可避免药物渗漏挥发,二可保证药物一定的湿润度,以促进药物吸收。

(4)注意询问过敏史,有高度过敏反应的应禁用;曾有轻度过敏反应的,可以在脐孔内涂抹少许凡士林或垫少量纱布,并把握好治疗时间,以减少对皮肤的刺激。儿童皮肤娇嫩,尤其要注意这点。

(5)贴药后,条件允许下可用热水袋加温30分钟,以促进药物吸收及药效的迅速发挥。

(6)孕妇除治疗妊娠诸病外,宜慎用;对于有些具有堕胎、毒副作用的药物,更应该慎用禁用。儿童皮肤娇嫩,除可酌情将凡士林提前涂抹在脐部外,提倡间歇使用。

(7)脐疗属于中医的一部分,不能脱离中医的基础理论,应从望闻问切开始,辨对证,用对药。

(8)保持室内适宜温度,灸法和熨法时还应注意保持室内通气,避免烫伤。

（9）除上述高度过敏体质的人群,还应注意有脐部皮肤溃烂、传染性皮肤病、接触性传染病、急性危重病以及不能配合的患者也应禁用慎用。

二、脐疗意外处理

脐疗的意外多见有过敏反应和水泡。当轻度过敏反应症状发生时,如皮肤出现红疹、瘙痒,应当及时去除敷贴药物,嘱患者不要抓挠,避免感染,一般可自行缓解。若症状持续不能缓解,可口服抗过敏药物;严密观察有无头晕、胸闷、冷汗淋漓、恶心欲吐、神志变化等,监控生命体征,有上述症状应积极处理。若局部出现小水疱,则可不必特殊处理,去除敷贴药物及胶布后,嘱患者不要抓挠,任其自然吸收。若水泡较大,晶莹剔透,可用无菌注射器针头抽出液体,消毒包扎即可,也可涂抹消炎膏、烫伤膏等。

第二章　经络与常用腧穴

经络,是经脉和络脉的总称,为人体运行气血、联络脏腑、沟通内外、贯穿上下的径路。经脉是经络系统的主干,络脉是经脉的分支。从经络循行分布来看,经脉多以纵行为主,循行于较深的部位,有一定的循行路径;络脉纵横交错,网络全身,深浅部位皆有分布,浮络循行于较浅的部位。经脉与络脉相互衔接,遍布全身,将人体的五脏六腑、四肢百骸、五官九窍、皮肉筋骨等组织联结成一个有机的整体,并通过经络之气调节全身各部的功能,运行气血,协调阴阳,从而使整个机体保持协调平衡。如《灵枢·海论》说:"夫十二经脉者,内属于脏腑,外络于肢节。"《灵枢·本藏》说:"经脉者,所以行血气而营阴阳,濡筋骨,利机关者也。"

一、经络的作用

1.沟通上下内外,联络脏腑器官

十二经脉及其分支纵横交错、出入表里、通达上下、联络脏腑及体表各个组织器官,从而加强了内外表里、左右上下彼此之间的紧密联系,构成了一个协调统一的有机整体。

2.运行全身气血,濡养脏腑组织

气血是人体生命活动的动力和物质基础,气血必须通过经络的传注,才能传输到全身各处,以"内溉脏腑,外濡腠理",并发挥抗御外邪,保卫机体的作用。

3. 感应传导信息,调节机体平衡

经络系统还是人体信息的传导网络,通过对各种信息的接收、传递、变换等作用,自行调节气血的运行,协调脏腑的关系,以维持人体内外环境的相对平衡。而在疾病发生时,采用针灸、按摩或药物治疗来激发经络的调节自律作用,又可达到调节人体阴阳平衡的作用。

二、经络学说的临床应用

1. 反应病理

生理情况下,经络可发挥运行气血、感应传导的作用;病理情况下,经络又可传注病邪、反映病候。其一,经络是病邪传注的途径,病邪通过经络可由表入里,使病情加重,又可由里出表,使病情减轻;其二,脏腑的病变常常沿着经络的通路反映到体表,如某些疾病可在经络循行通路上出现明显的压痛、结节、条索状反应,或相应的部位皮肤色泽、形态、温度、电阻等出现异常变化。

2. 协助诊断

由于经络有一定的循行部位及所络属的脏腑及组织器官,故根据体表相关部位发生的病理变化,可推断疾病的经脉和病位所在。临床上可根据所出现的证候,结合其所联系的脏腑,进行辨证归经。

3. 指导治疗

经络学说可以指导临床各科的治疗,特别是针灸、按摩治疗。针灸治病是通过针刺和艾灸体表腧穴,以疏通经气,调节人体脏腑气血功能,从而达到治疗疾病的目的。经络内属脏腑,外络肢节,因而在临床治疗时,常须根据经脉循行和主治特点采用循经取穴的方法进行治疗。

4.预防保健

临床上常用调理经络的方法预防疾病。如养生学家将足三里穴作为防病治病的保健要穴,常通过针刺或艾灸的方法达到强身健体的目的。

第一节 手太阴肺经

(一)经脉循行

手太阴肺经起于中焦,向下联络大肠,回绕过来沿着胃的上口,通过横膈,属于肺脏,从"肺系"(肺与喉咙相联系的部位)横行出来(中府),向下沿上臂内侧,行于手少阴经和手厥阴经的前面,下行到肘窝中,沿着前臂内侧前缘,进入寸口,经过鱼际,沿着鱼际的边缘,出拇指内侧端(少商)(图2-1)。

手腕后方的支脉:从腕后(列缺)分出,前行至示指桡侧尖端(商阳),与手阳明大肠经相接。

1.体表循行部分

(体内联系脏腑分)肺系→起于侧胸上部(中府穴)→上肢内侧前缘→腕后(列缺穴)→寸口(太渊穴)→拇指桡侧端(少商穴)、示指桡侧端(交手阳明大肠经)。

2.《灵枢·经脉》原文

肺手太阴之脉,起于中焦,下络大肠,还循胃口,上膈属肺,从肺系横出腋下,下循臑内,行少阴心主之前,下肘中,循臂内上骨下廉,入寸口,上鱼,循鱼际,出大指之端;其支者,从腕后直出次指内廉出其端。

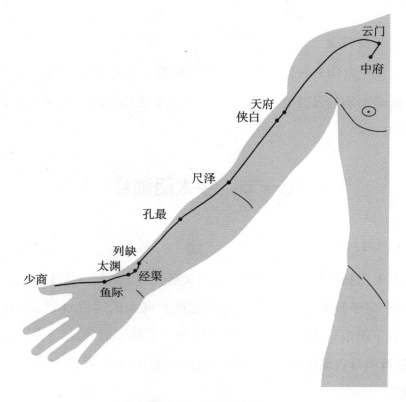

图2-1　手太阴肺经

词解

▶胃口:胃上口,贲门部。

▶肺系:气管,喉咙。

▶腋下:胸部外上方。

▶臑:音"闹"前臂。

▶心主:手厥阴心包经。

▶上骨:桡骨。

▶际:边缘。

16

▶体内联系脏腑:起于中焦、属肺、络大肠;联系胃。

(二)主要病候

咳嗽,气喘,少气不足以息,咯血,伤风,胸部胀满,咽喉肿痛,缺盆部和手臂内侧前缘痛,肩背部寒冷,疼痛等。

(三)主治概要

(1)肺系病症:咳嗽,气喘,咽喉肿痛,咯血,胸痛等。

(2)肺经脉循行部位的其他病症:肩背痛,肘臂挛痛,手腕痛等。

(四)本经腧穴

1. 中府   肺之募穴

[定位]   在胸部,横平第一肋间隙,锁骨下窝外侧,前正中线旁开6寸。

[主治]   (1)咳嗽、气喘、胸满痛等胸肺病症。

            (2)肩背痛。

[操作]   向外斜刺或平刺0.5~0.8寸,不可向内深刺,以免伤及肺脏,引起气胸。

2. 云门

[定位]   在胸部,锁骨下,窝凹陷中,肩胛骨喙突内缘,前正中线旁开6寸。

[主治]   (1)咳嗽,气喘,胸痛等胸肺病症。

            (2)肩背痛。

[操作]   向外斜刺0.5~0.8寸,不可向内深刺,以免伤及肺脏,引起气胸。

3. 天府

[定位]   在臂前区,腋前纹头下3寸,肱二头肌,桡侧缘处。

[主治] （1）咳嗽、气喘、鼻衄等肺系病症。

（2）瘿气。

（3）上臂痛。

[操作] 直刺 0.5～1.0 寸。

4.侠白

[定位] 在臂前区，腋前纹头下 4 寸，肱二头肌桡侧缘处。

[主治] （1）咳嗽、气喘等肺系病症。

（2）心痛、干呕。

（3）上臂痛。

[操作] 直刺 0.5 到 1 寸。

5.尺泽　合穴

[定位] 在肘区，肘横纹上，肱二头肌腱桡侧缘凹陷中。

[主治] （1）咳嗽、气喘、咯血、咽喉肿痛等肺系实热性病症。

（2）肘臂挛痛。

（3）急性吐泻、中暑、小儿惊风等急症。

[操作] 直刺 0.8～1.2 寸，或点刺出血

6.孔最　郄穴

[定位] 在前臂前区，腕掌侧远端横纹上 7 寸，尺泽与太渊连线上。

[主治] （1）咯血、咳嗽、气喘、咽喉肿痛等肺系病症。

（2）肘臂挛痛。

[操作] 直刺 0.5～1.0 寸。

7.列缺　络穴；八脉交会穴（通于任脉）

[定位] 在前臂腕，掌侧远端横纹上 1.5 寸，拇短伸肌腱和拇长

展肌腱之间,拇长展肌腱沟的凹陷中。简便取穴:两手虎口自然平直交叉,一手示指按在另一手桡骨茎突上,指尖下凹陷中是穴。

[主治] (1)咳嗽、气喘、咽喉肿痛等肺系证。

(2)偏正头痛、齿痛、项强痛、口眼歪斜等头面部疾患。

(3)手腕痛。

[操作] 向上斜刺0.5~0.8寸。

8.经渠　经穴

[定位] 在前臂前区,腕掌侧远端横纹上1寸,桡骨茎突与桡动脉之间。

[主治] (1)咳嗽、气喘、胸痛,咽喉肿痛等肺系病症。

(2)手腕痛。

[操作] 避开桡动脉,直刺0.3~0.5寸。

9.太渊　腧穴;肺之原穴;八会穴之脉会

[定位] 在腕前区,桡骨茎突与舟状骨之间,拇长展肌腱尺侧凹陷中。

[主治] (1)咳嗽、气喘等肺系疾患。

(2)无脉症。

(3)腕臂痛。

[操作] 避开桡动脉,直刺0.3~0.5寸。

10.鱼际　荥穴

[定位] 在手外侧,第1掌骨桡侧中点赤白肉际处。

[主治] (1)咳嗽、咯血、咽干、咽喉肿痛,失音等肺系实热性病症。

(2)掌中热。

（3）小儿疳积。

［操作］　直刺 0.5 到 0.8 寸,小儿疳积可用割治法。

11.少商　井穴

［定位］　在手指,拇指末节桡侧,指甲根角侧上方 0.1 寸。

［主治］　（1）咽喉肿痛、鼻衄、高热、昏迷等肺系实热证。

　　　　（2）癫狂。

［操作］　浅刺 0.1 寸,或点刺出血。

第二节　手阳明大肠经

（一）经脉循行

手阳明大肠经起于示指末端（商阳）,沿示指内（桡）侧向上,通过第一、二掌骨之间（合谷）,向上进入两筋（拇长伸肌腱与拇短伸肌腱）之间的凹陷处,沿前臂前方,至肘部外侧,再沿上臂外侧前缘,上走肩端（肩髃）,沿肩峰前缘,向上出于颈椎"手足三阳经聚会处"（大椎,属督脉）,再向下进入缺盆（锁骨上窝）部,联络肺脏,通过横膈。

缺盆部支脉:上走颈部,通过面颊,进入下齿龈,回绕至上唇,交叉于人中,左脉向右,右脉向左,分布在鼻孔两侧（迎香）,与足阳明胃经相接（图 2-2）。

1.体表循行部分

起于示指桡侧端（商阳穴）→上肢外侧前缘→肩（肩髃穴）→缺盆→颈部→下齿→左右交于人中→对侧鼻旁（迎香穴）进入体内联系脏腑（肺、大肠）续行交足阳明胃经。

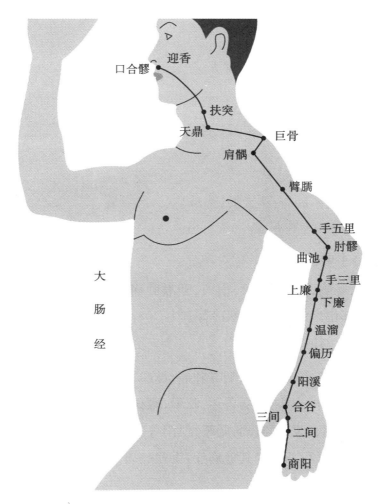

口合髎　迎香
扶突
天鼎　巨骨
肩髃
臂臑
手五里
肘髎
曲池　手三里
上廉　下廉
温溜
偏历
阳溪
三间　合谷
二间
商阳

大肠经

图2-2　手阳明大肠经

2.《灵枢·经脉》原文

　　大肠手阳明之脉，起于大指次指之端，循指上廉，出合谷两骨之间，上入两筋之中，循臂上廉，入肘外廉，上臑外前廉，上肩，出髃骨之前廉，上出于柱骨之会上，下入缺盆络肺，下膈属大肠；其支者，从缺盆上颈贯颊，入下齿中，还出挟口，交人中——左之右，右之左，上挟鼻孔。

词解

▶合谷两骨:第1、第2掌骨。

▶髃骨:音"隅",指肩峰部。

▶柱骨:第七颈椎。

▶会上:大椎。

▶挟口:挟口角。

▶体内联系脏腑:属大肠,络肺。

▶联系器官:下齿、鼻。

（二）主要病候

腹痛,肠鸣,泄泻,便秘,痢疾,咽喉肿痛,齿痛,鼻流清涕或出血,本经循行部位疼痛,热肿或寒冷等。

（三）主治概要

（1）头面五官病:齿痛,咽喉肿痛,鼻衄,口眼歪斜,耳聋等。

（2）热病,神志病:热病昏迷,眩晕,癫狂等。

（3）肠胃病:腹胀,腹痛,肠鸣,泄泻等。

（4）经脉循行部位的其他病症:手臂酸痛,半身不遂,手臂麻木等。

（四）本经腧穴

1. 商阳　井穴

［定位］　在手指,示指末节桡侧,指甲根角侧上方0.1寸。

［主治］　（1）齿痛、咽喉肿痛等五官疾患。

　　　　　（2）热病、昏迷等热证、急症。

［操作］　浅刺0.1寸,或点刺出血。

2. 二间　荥穴

［定位］　在手指,第2掌指关节桡侧远端赤白肉际处。

[主治] （1）鼻衄、齿痛等五官疾患。

　　　　（2）热病。

[操作] 直刺0.2~0.3寸。

3.三间　腧穴

[定位] 在手背,第2掌指关节桡侧近端凹陷中。

[主治] （1）齿痛、咽喉肿痛等五官疾患。

　　　　（2）腹胀、肠鸣等肠腑病症。

　　　　（3）嗜睡。

[操作] 直刺0.3~0.5寸。

4.合谷　大肠之原穴

[定位] 在手背,第2掌骨桡侧的中点处,简便取穴法:以一手的
　　　　拇指指间关节横纹,放在另一手拇、示指之间的指蹼缘
　　　　上,当拇指尖下是穴。

[主治] （1）头痛、目赤肿痛、齿痛、鼻衄、口眼歪斜、耳聋等头面
　　　　　　五官诸疾。

　　　　（2）发热恶寒等外感病症。

　　　　（3）热病无汗或多汗。

　　　　（4）经闭、滞产等妇产科病症。

　　　　（5）牙拔除术、甲状腺手术等口面五官及颈部手术针麻
　　　　　　常用穴。

[操作] 直刺0.5~1.0寸,针刺时手呈半握拳状。孕妇不宜针。

5.阳溪　经穴

[定位] 在腕区,腕背侧远端横纹桡侧,桡骨茎突远端,解剖学
　　　　"鼻烟窝"凹陷中。

[主治] （1）头痛、目赤肿痛、耳聋等头面五官疾患。

（2）手腕痛。

［操作］　直刺或斜刺0.5～0.8寸。

6.偏历　络穴

［定位］　在前臂,腕背侧远端横纹上3寸,阳溪与曲池连线上。

［主治］　（1）耳鸣、鼻衄等五官疾患。

　　　　　（2）手臂酸痛。

　　　　　（3）腹部胀满。

　　　　　（4）水肿。

［操作］　直刺或斜刺0.5～0.8寸。

7.上廉

［定位］　在前臂,肘横纹下3寸,阳溪与曲池连线上。

［主治］　（1）肘臂痛、半身不遂、手臂麻木等上肢病症。

　　　　　（2）头痛。

　　　　　（3）肠鸣,腹痛。

［操作］　直刺0.5～1.0寸。

8.手三里

［定位］　在前臂,肘横纹下2寸,阳溪与曲池连线上。

［主治］　（1）手臂无力、上肢不遂等上肢病症。

　　　　　（2）腹痛,腹泻。

　　　　　（3）齿痛,颊肿。

［操作］　直刺1.0～1.5寸。

9.曲池　合穴

［定位］　在肘区,在尺泽与肱骨外上髁连线中点凹陷处。

［主治］　（1）手臂痹痛、上肢不遂等上肢病症。

（2）热病。

（3）眩晕。

（4）腹痛、吐泻等肠胃病症。

（5）咽喉肿痛、齿痛、目赤肿痛等五官热性病症。

（6）隐疹、湿疹、瘰疬等皮外科疾患。

（7）癫狂。

［操作］　直刺 1.0～1.5 寸。

10. 肘髎

［定位］　在肘区，肱骨外上髁上缘，髁上嵴的前缘。

［主治］　肘臂部疼痛、麻木、挛急等局部病症。

［操作］　直刺 0.5～1.0 寸。

11. 手五里

［定位］　在臂部，肘横纹上 3 寸，曲池与肩髃连线上。

［主治］　（1）肘臂挛痛。

（2）瘰疬。

［操作］　避开动脉，直刺 0.5～1.0 寸。

12. 臂臑

［定位］　在臂部，曲池上 7 寸，三角肌前缘处。

［主治］　（1）肩臂疼痛不遂、颈项拘挛等肩、颈项病症。

（2）瘰疬。

（3）目疾。

［操作］　直刺或向上斜刺 0.8～1.5 寸。

13. 肩髃

［定位］　在三角肌区，肩峰外侧缘前端与肱骨大结节两骨间凹陷

中。简便取穴法:屈臂外展,肩峰外侧缘呈现前后两个凹陷,前下方的凹陷即是本穴。

[主治]　(1)肩臂挛痛、上肢不遂等肩、上肢病症。

　　　　(2)隐疹。

[操作]　直刺或向下斜刺0.8~1.5寸。肩周炎宜向肩关节方向直刺,上肢不遂宜向三角肌方向斜刺。

14. 巨骨

[定位]　在肩胛区,锁骨肩峰端与肩胛冈之间凹陷中。

[主治]　(1)肩臂挛痛、臂不举等局部病症。

　　　　(2)瘰疬,瘿气。

[操作]　直刺,微斜向外下方,进针0.5~1.0寸。直刺不可过深,以免刺入胸腔造成气胸。

15. 天鼎

[定位]　在颈部,横平环状软骨,胸锁乳突肌后缘。

[主治]　(1)暴喑气哽、咽喉肿痛、吞咽困难等咽喉病症。

　　　　(2)瘰疬,瘿气。

[操作]　直刺0.5~0.8寸。

16. 扶突

[定位]　在胸锁乳突肌区,横平喉结,胸锁乳突肌前、后缘中间。

[主治]　(1)咽喉肿痛、暴喑、吞咽困难、呃逆等咽喉病症。

　　　　(2)瘿气,瘰疬。

　　　　(3)咳嗽,气喘。

　　　　(4)颈部手术针麻用穴。

[操作]　直刺0.5~0.8寸。注意避开颈动脉,不可过深。一般不用电针,以免引起迷走神经中枢反应。

17. 迎香

［定位］ 在面部,鼻翼外缘中点旁,鼻唇沟中。

［主治］ （1）鼻塞、鼽衄等鼻病。

　　　　（2）口歪、面痒等面部病症。

　　　　（3）胆道蛔虫症。

［操作］ 略向内上方斜刺或平刺0.3~0.5寸。

第三节　足阳明胃经

（一）经脉循行

足阳明胃经起于鼻翼两侧（迎香）,上行至鼻根部,旁行入根内角会足太阳膀胱经（睛明）,向下沿鼻的外侧（承泣）,进入上齿龈内,复出绕过口角左右相交于颏唇沟承浆处,再向后沿着下颌出大迎,沿下颌角（颊车）,上行耳前,经过上关,沿着前发际,到达前额（会神庭）。

面部分支:从大迎前下走人迎,沿着喉咙,进入缺盆部,向下通过横膈,属于胃（会任脉的上脘、中脘）,络于脾（图2-3）。

缺盆部直行的脉:从缺盆出体表,沿乳中线下行,挟脐两旁（旁开二寸）,下行至腹股沟处的气街（气冲）。

胃下口部支脉:从胃下口幽门处分出,沿腹腔内下行至气街,与来自缺盆的直行之脉会合于气街（气冲）。而后沿大腿外侧前缘下行,至膝髌,经髌骨外侧向下,再沿胫骨外侧前缘下行至足背,进入第二足趾外侧端（厉兑）。

胫部支脉:从膝下三寸（足三里）分出,下行入中趾外侧端。

足跗部支脉:从足背（冲阳）分出,前行入足大趾内侧端（隐白）,与足太阴脾经相接。

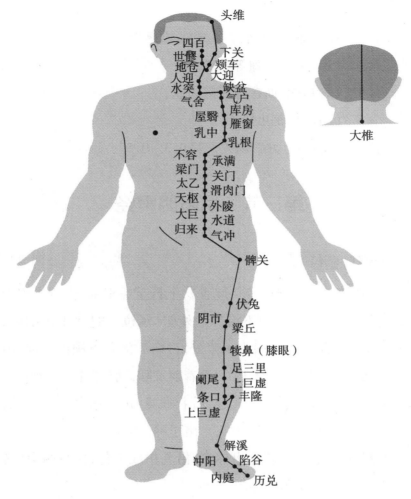

图 2-3　足阳明胃经

1. 体表循行部分

起于鼻旁→鼻根→沿鼻外侧(承泣)下行→入上齿中→环绕口唇→左右交会承浆头角(头维)进入体内联系脏腑→下颌、耳前→颈→缺盆→胸(前正中线旁开 4 寸)→腹(前正中线旁开 2 寸)→腹股沟→下肢外侧前缘→膝下 3 寸(足三里)→足背→第 2 脚趾外侧端(历兑)。

2.《灵枢·经脉》原文

胃足阳明之脉,起于鼻之交頞中,旁纳太阳之脉,下循鼻外,入上齿中,还出挟口环唇,下交承浆,却循颐后下廉,出大迎,循颊车,上耳前,过客主人,循发际,至颅额。

其支者,从大迎前下人迎,循喉咙,入缺盆,下膈属胃络脾。其直者,从缺盆下乳内廉,下挟脐,入气街中。

其支者,起于胃口,下循腹里,下至气街中而合,以下髀关,抵伏兔,下膝膑中,下循胫外廉,下足跗,入中指内间。

其支者,下廉三寸而别,下入中指外间。其支者,别跗上,入大指间,出其端。

词解

▶头角:额结节处。

▶頞:鼻根。

▶颐:口角后,下颌部。

▶客主人:上关穴,当耳前颧弓上缘。

▶气街:气冲部,当股动脉搏动处。

▶胃口:胃下口,幽门口部。

▶伏兔:股四头肌隆起处。

▶体内联系脏腑:属胃、络脾。

▶联系器官:鼻、目、口唇、乳。

(二)主要病候

肠鸣,腹胀,水肿,胃痛,呕吐或消谷善饥,口渴,咽喉肿痛,鼻衄,热病,发狂,胸及膝膑等本经循行部位疼痛等症。

(三)主治概要

(1)胃肠病:食欲不振,胃痛,呕吐,噎膈,腹胀,泄泻,痢疾,便秘等。

（2）头面五官病：目赤痛痒，目翳，眼睑动。

（3）神志病：癫狂。

（四）市经腧穴（45 个）

1. 承泣

[定位]　在面部，眼球与眶下缘之间，瞳孔直下。

[主治]　（1）眼睑眴动、迎风流泪、夜盲、近视等目疾。

　　　　（2）口眼歪斜，面肌痉挛。

[操作]　以左手拇指向上轻推眼球，紧靠眶缘缓慢直刺 0.5～
1.5 寸，不宜提插，以防刺破血管引起血肿。出针时按
压针孔片刻，以防出血。

2. 四白

[定位]　在面部，眶下孔处。

[主治]　（1）目赤痛痒、眼睑眴动、目翳等目疾。

　　　　（2）口眼歪斜、面痛、面肌痉挛等面部病症。

　　　　（3）头痛，眩晕。

[操作]　直刺或微向上斜刺 0.3～0.5 寸，不可深刺，以免伤及眼
球，不可过度提插捻转。

3. 巨髎

[定位]　在面部，横平鼻翼下缘，瞳孔直下。

[主治]　口角歪斜、面痛、鼻衄、齿痛、唇颊肿等局部五官病症。

[操作]　斜刺或平刺 0.3～0.5 寸。

4. 地仓

[定位]　在面部，口角旁开 0.4 寸。

［主治］　口角歪斜、流涎、面痛等局部病症。

［操作］　斜刺或平刺 0.5 ~ 0.8 寸。可向颊车穴透刺。

5. 大迎

［定位］　在面部,下颌角前方,咬肌附着部的前缘凹陷中,面动脉搏动处。

［主治］　口角歪斜、颊肿、齿痛等局部病症。

［操作］　避开动脉,斜刺或平刺 0.3 ~ 0.5 寸。

6. 颊车

［定位］　在面部,下颌角前上方一横指(中指),闭口咬紧牙时咬肌隆起,放松时按之有凹陷处。

［主治］　齿痛、牙关不利、颊肿、口角歪斜等局部病症。

［操作］　直刺 0.3 ~ 0.5 寸,或平刺 0.5 ~ 1.0 寸。可向地仓穴透刺。

7. 下关

［定位］　在面部,颧弓下缘中央与下颌切迹之间凹陷中。

［主治］　(1)牙关不利、面痛、齿痛、口眼歪斜等面口病症。

　　　　　(2)耳聋、耳鸣、聤耳等耳疾。

［操作］　直刺 0.5 ~ 1.0 寸。留针时不可做张口动作,以免弯针、折针。

8. 头维

［定位］　在头部,额角发际直上 0.5 寸,头正中线旁开 4.5 寸。

［主治］　头痛、目眩、目痛等头目病症。

［操作］　平刺 0.5 ~ 1.0 寸。

9. 人迎

［定位］　在颈部,横平喉结,胸锁乳突肌前缘,颈总动脉搏动处。

[主治] (1)瘿气,瘰疬。

(2)咽喉肿痛。

(3)高血压。

(4)气喘。

[操作] 避开颈总动脉,直刺0.3～0.8寸。

10. 水突

[定位] 在颈部,横平环状软骨,胸锁乳突肌前缘。

[主治] (1)咽喉肿痛、失音等咽喉局部病症。

(2)咳嗽,气喘。

[操作] 直刺0.3～0.8寸。

11. 气舍

[定位] 在胸锁乳突肌区,锁骨上小窝,锁骨胸骨端上缘,胸锁乳突肌胸骨头与锁骨头中间的凹陷中。

[主治] (1)咽喉肿痛。

(2)瘿瘤,瘰疬。

(3)气喘,呃逆。

(4)颈项强痛。

[操作] 直刺0.3～0.5寸。本经气舍至乳根诸穴深部有大动脉及肺、肝等重要脏器,不可深刺。

12. 缺盆

[定位] 在颈外侧区,锁骨上大窝,锁骨上。

[主治] (1)咳嗽、气喘、咽喉肿痛、缺盆中痛等肺系及局部病症。

(2)瘰疬。

[操作] 直刺或斜刺0.3～0.5寸。

13. 气户

[定位]　在胸部,锁骨下缘,前正中线旁开4寸。

[主治]　咳嗽、气喘、呃逆、胸痛、胸胁支满等胸肺病症。

[操作]　斜刺或平刺0.5~0.8寸。

14. 库房

[定位]　在胸部,第1肋间隙,前正中线旁开4寸。

[主治]　咳嗽、气喘、咳唾脓血、胸胁胀痛等胸肺病症。

[操作]　斜刺或平刺0.5~0.8寸。

15. 屋翳

[定位]　在胸部,第2肋间隙,前正中线旁开4寸。

[主治]　(1)咳嗽、气喘、咳唾脓血、胸胁胀痛等胸肺病症。

　　　　(2)乳痈、乳癖等乳疾。

[操作]　斜刺或平刺0.5~0.8寸。

16. 膺窗

[定位]　在胸部,第3肋间隙,前正中线旁开4寸。

[主治]　(1)咳嗽、气喘、胸胁胀痛等胸肺病症。

　　　　(2)乳痈。

[操作]　斜刺或平刺0.5~0.8寸。

17. 乳中

[定位]　在胸部,乳头中央。

[主治]　(1)乳痈。

　　　　(2)难产。

[操作]　本穴不宜针刺,可温和灸或电极刺激。

18.乳根

[定位]　在胸部,第5肋间隙,前正中线旁开4寸。

[主治]　(1)乳痈、乳癖、乳少等乳部疾患。

　　　　(2)咳嗽,气喘,呃逆。

　　　　(3)胸痛

[操作]　斜刺或平刺0.5～0.8寸。

19.不容

[定位]　在上腹部,脐中上6寸,前正中线旁开2寸。

[主治]　呕吐、胃痛、纳少、腹胀等胃疾。

[操作]　直刺0.5～0.8寸。过饱者禁针,肝大者右侧慎针或禁针,不宜做大幅度提插。

20.承满

[定位]　在上腹部,脐中上5寸,前正中线旁开2寸。

[主治]　胃痛、吐血、纳少等胃疾。

[操作]　直刺0.8～1.0寸。过饱者禁针,肝大者右侧慎针或禁针,不宜做大幅度提插。

21.梁门

[定位]　在上腹部,脐中上4寸,前正中线旁开2寸。

[主治]　腹胀、纳少、胃痛、呕吐等胃疾。

[操作]　直刺0.8～1.2寸。过饱者禁针,肝大者右侧慎针或禁针,不宜做大幅度提插。

22.关门

[定位]　在上腹部,脐中上3寸,前正中线旁开2寸。

[主治]　腹胀、腹痛、肠鸣、腹泻等胃肠病症。

[操作]　直刺0.8~1.2寸。

23.太乙

[定位]　在上腹部,脐中上2寸,前正中线旁开2寸。

[主治]　(1)腹痛,腹胀。

　　　　(2)心烦、癫狂等神志疾患。

[操作]　直刺0.8~1.2寸。

24.滑肉门

[定位]　在上腹部,脐中上1寸,前正中线旁开2寸。

[主治]　(1)腹痛,腹胀,呕吐。

　　　　(2)癫狂。

[操作]　直刺0.8~1.2寸。

25.天枢　　大肠之募穴

[定位]　在腹部,横平脐中,前正中线旁开2寸。

[主治]　(1)腹痛、腹胀、便秘、腹泻、痢疾等胃肠病症。

　　　　(2)月经不调、痛经等妇科疾患。

[操作]　直刺1.0~1.5寸。

26.外陵

[定位]　在下腹部,脐中下1寸,前正中线旁开2寸。

[主治]　(1)腹痛,疝气。

　　　　(2)痛经。

[操作]　直刺1.0~1.5寸。

27.大巨

[定位]　在下腹部,脐中下2寸,前正中线旁开2寸。

[主治]　(1)小腹胀满。

（2）小便不利等水液输布排泄失常性疾患。

（3）疝气。

（4）遗精、早泄等男科疾患。

［操作］　直刺 1.0~1.5 寸。

28. 水道

［定位］　在下腹部,脐中下 3 寸,前正中线旁开 2 寸。

［主治］　（1）小腹胀满。

（2）小便不利等水液输布排泄失常性疾患。

（3）疝气。

（4）痛经、不孕等妇科疾患。

［操作］　直刺 1.0~1.5 寸。

29. 归来

［定位］　在下腹部,脐中下 4 寸,前正中线旁开 2 寸

［主治］　（1）小腹痛,疝气。

（2）月经不调、带下、阴挺等妇科疾患。

［操作］　直刺 1.0~1.5 寸。

30. 气冲

［定位］　在腹股沟区,耻骨联合上缘,前正中线旁开 2 寸,动脉搏动处。

［主治］　（1）肠鸣,腹痛。

（2）疝气。

（3）月经不调、不孕、阳痿、阴肿等妇科病及男科病。

［操作］　直刺 0.5~1.0 寸。

31. 髀关

［定位］　在股前区,股直肌近端、缝匠肌与阔筋膜张肌 3 条肌肉

之间凹陷中。

[主治] 下肢痿痹、腰痛、膝冷等腰及下肢病症。

[操作] 直刺1～2寸。

32.伏兔

[定位] 在股前区,髌底上6寸,髂前上与底外侧端的连线上。

[主治] (1)下肢痿痹、腰痛、膝冷等腰及下肢病症。

(2)疝气。

(3)脚气。

[操作] 直刺1～2寸。

33.阴市

[定位] 在股前区,髌底上3寸,股直肌肌腱外侧缘。

[主治] (1)下肢痿痹,膝关节屈伸不利。

(2)疝气。

[操作] 直刺1.0～1.5寸。

34.梁丘

[定位] 在股前区,髌底上2寸,股外侧肌与股直肌肌腱之间。

[主治] (1)急性胃痛。

(2)膝肿痛、下肢不遂等下肢病症。

(3)乳。

[操作] 直刺1.0～1.5寸。

35.犊鼻

[定位] 在膝前区,髌韧带外侧凹陷中。

[主治] 膝痛、屈伸不利、下肢麻痹等下肢、膝关节病症。

[操作] 向后内斜刺0.5～1.0寸。

36.足三里 合穴;胃下合穴

〔定位〕 在小腿外侧,犊鼻下 3 寸,胫骨前嵴外 1 横指处,犊鼻与解溪连线上。

〔主治〕 (1)胃痛、呕吐、噎膈、腹胀、腹泻、痢疾、便秘等胃肠病症。

(2)下肢痿痹。

(3)癫狂等神志病。

(4)乳痈、肠痈等外科疾患。

(5)虚劳诸证,为强壮保健要穴。

〔操作〕 直刺 1～2 寸。强壮保健常用温灸法。

37.上巨虚 大肠下合穴

〔定位〕 在小腿外侧,犊鼻下 6 寸,犊鼻与解溪连线上。

〔主治〕 (1)肠鸣、腹痛、腹泻、便秘、肠痈、痢疾等胃肠病症。

(2)下肢痿痹。

〔操作〕 直刺 1～2 寸。

38.条口

〔定位〕 在小腿外侧,犊鼻下 8 寸,犊鼻与解溪连线上。

〔主治〕 (1)下肢痿痹,转筋。

(2)肩臂痛。

(3)脘腹疼痛。

〔操作〕 直刺 1.0～1.5 寸。

39.下巨虚 小肠下合穴

〔定位〕 在小腿外侧,犊鼻下 9 寸,犊鼻与解溪连线上。

〔主治〕 (1)腹泻、痢疾、小腹痛等胃肠病症。

（2）下肢痿痹。

（3）乳痈。

[操作]　直刺 1.0～1.5 寸。

40.丰隆

[定位]　在小腿外侧,外踝尖上 8 寸,胫骨前肌外缘;条口外侧一横指处

[主治]　（1）头痛,眩晕。

（2）癫狂。

（3）咳嗽、痰多等痰饮病症。

（4）下肢痿痹。

（5）腹胀,便秘。

[操作]　直刺 1.0～1.5 寸。

41.解溪　经穴

[定位]　在踝区,踝关节前面中央凹陷中,𧿹长伸肌腱长伸肌腱与趾长伸肌腱之间。

[主治]　（1）下肢痿痹、踝关节病、足下垂等下肢、踝关节疾患。

（2）头痛,眩晕。

（3）癫狂。

（4）腹胀,便秘。

[操作]　直刺 0.5～1.0 寸。

42.冲阳

[定位]　在足背,第 2 跖骨基底部与中间楔状骨关节处,可触及足背动脉。

[主治]　（1）胃痛。

（2）口眼歪斜。

（3）癫狂痫。

（4）足痿无力。

［操作］ 避开动脉，直刺0.3~0.5寸。

43. 陷谷

［定位］ 在足背,第2、3跖骨间,第2跖趾关节近端凹陷中。

［主治］ （1）面肿、水肿等水液输布失常性疾患。

（2）足背肿痛。

（3）肠鸣,腹痛。

［操作］ 直刺或斜刺0.3~0.5寸。

44. 内庭　荥穴

［定位］ 在足背,第2.3趾间,趾蹼缘后方赤白肉际处。

［主治］ （1）齿痛、咽喉肿痛、鼻衄等五官热性病症。

（2）热病。

（3）吐酸、腹泻、便秘等肠胃病症。

（4）足背肿痛,跖趾关节痛。

［操作］ 直刺或斜刺0.5~0.8寸。

45. 厉兑　井穴

［定位］ 在足趾,第2趾末节外侧,趾甲根角侧后方0.1寸（指寸）。

［主治］ （1）鼻衄、齿痛、咽喉肿痛等实热性五官病症。

（2）热病。

（3）多梦、癫狂等疾患。

［操作］ 浅刺0.1寸。

第四节　足太阴脾经

（一）经脉循行

足太阴脾经起于足大趾内侧端（隐白），沿大趾内侧赤白肉际，经过大趾本节后的第一跖趾关节后面，上行至内踝的前缘（商丘），上小腿内侧，沿胫骨后缘上行，至内踝上 8 寸处（漏谷），交出足厥阴肝经前面，经膝股内侧前缘至冲门穴，进入腹部，属脾络胃，向上通过横膈，夹食管旁（络大包，会中府），连于舌根，分散于舌下（图 2-4）。

胃部分支：从胃部分出，向上通过横膈，注入心中，与手少阴心经相接。

1. 体表循行部分

起于足大趾（隐白穴）→小腿内侧中间→内踝 8 寸交出行于小腿内侧前缘→腹股沟内侧前缘→腹部、胸部第 3 侧线→经锁骨下→止于腋下（大包穴）进入体内联系脏腑（交手少阴心经）。

2.《灵枢·经脉》原文

脾足太阴之脉，起于大指之端，循指内侧白肉际，过核骨后，上内踝前廉，上踹内，循胫骨后，交出厥阴之前，上膝股内前廉，入腹属脾络胃，上膈，挟咽，连舌本，散舌下；其支者，复从胃别上膈，注心中。

词解

▶核骨：第 1 跖骨基底部。

▶踹：音"揣"，小腿肚，腓长肌部。

▶咽：兼指食管。

▶舌本：舌根部。

▶体内联系脏腑：属脾、络胃；联系心。

▶联系器官:咽、舌。

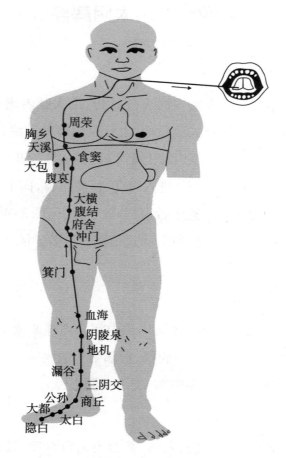

图2-4 足太阴脾经

（二）主要病候

胃脘痛,食则呕,嗳气,腹胀,便溏,黄疸,身重无力,舌根强痛,下肢内侧肿胀,厥冷等症。

（三）主治概要

（1）脾胃病:胃痛,呕吐,腹痛,泄泻,便秘等。

（2）妇科病:月经过多,崩漏等。

(3)前阴病:阴挺,不孕,遗精,阳痿等。

(4)经脉循行部位的其他病症:下肢痿痹,胸胁痛等。

(四)本经腧穴(21 穴)

1.隐白　井穴

[定位]　在足趾,大趾末节内侧,趾甲根角侧后方 0.1 寸(指寸)。

[主治]　(1)月经过多、崩漏等妇科病。

(2)便血、尿血等慢性出血证。

(3)癫狂,多梦。

(4)惊风。

(5)腹满,暴泻。

[操作]　浅刺 0.1 寸。

2.大都

[定位]　在足趾,第 1 跖趾关节远端赤白肉际凹陷中。

[主治]　(1)腹胀、胃痛、呕吐、腹泻、便秘等脾胃病症。

(2)热病,无汗。

[操作]　直刺 0.3~0.5 寸。

3.太白　输穴;脾之原穴

[定位]　在跖区,第 1 跖趾关节近端赤白肉际凹陷中。

[主治]　(1)肠鸣、腹胀、腹泻、胃痛、便秘等脾胃病症。

(2)体重节

[操作]　直刺 0.5~0.8 寸。

4.公孙　络穴;八脉交会穴(通于冲脉)

[定位]　在跖区,第 1 跖骨底的前下缘赤白肉际处。

［主治］　（1）胃痛、呕吐、腹痛、腹泻、痢疾等脾胃肠腑病症。

（2）心烦、失眠、狂证等神志病症。

（3）逆气里急、气上冲心（奔豚气）等冲脉病症。

［操作］　直刺0.6～1.2寸。

5. 商丘　经穴

［定位］　在踝区,内踝前下方,舟骨粗隆与内踝尖连线中点凹陷中。

［主治］　（1）腹胀、腹泻、便秘等脾胃病症。

（2）黄疸。

（3）足踝痛。

［操作］　直刺0.5～0.8寸。

6. 三阴交

［定位］　在小腿内侧,内踝尖上3寸,胫骨内侧缘后际。

［主治］　（1）肠鸣、腹胀、腹泻等脾胃虚弱诸证。

（2）月经不调、带下、阴挺、不孕、滞产等妇产科病症。

（3）遗精、阳痿、遗尿等生殖泌尿系统疾患。

（4）心悸,失眠,高血压。

（5）下肢痿。

（6）阴虚诸证。

［操作］　直刺1.0～1.5寸。孕妇禁针。

7. 漏谷

［定位］　在小腿内侧,内踝尖上6寸,胫骨内侧缘后际。

［主治］　（1）腹胀,肠鸣。

（2）小便不利,遗精。

（3）下肢痿痹。

[操作]　直刺 1.0 ~ 1.5 寸。

8. 地机　郄穴

[定位]　在小腿内侧,阴陵泉下 3 寸,胫骨内侧缘后际。

[主治]　(1)痛经、崩漏、月经不调等妇科病。

　　　　(2)腹痛、腹泻等脾胃病症。

　　　　(3)疝气。

　　　　(4)小便不利、水肿等脾不运化水湿病症。

[操作]　直刺 1.0 ~ 1.5 寸。

9. 阴陵泉　合穴

[定位]　在小腿内侧,胫骨内侧髁下缘与胫骨内侧缘之间的凹

　　　　陷中。

[主治]　(1)腹胀,腹泻,水肿,黄疸。

　　　　(2)小便不利,遗尿,尿失禁。

　　　　(3)阴部痛,痛经,遗精。

　　　　(4)膝痛。

[操作]　直刺 1 ~ 2 寸。治疗膝痛可向阳陵泉或委中方向透刺。

10. 血海

[定位]　在股前区,髌底内侧端上 2 寸,股内侧肌隆起处。

[主治]　(1)月经不调、痛经、经闭等妇科病。

　　　　(2)隐疹、湿疹、丹毒等血热性皮肤病。

　　　　(3)膝股内侧痛。

[操作]　直刺 1.0 ~ 1.5 寸。

11. 箕门

[定位]　在股前区,髌底内侧端与冲门的连线上 1/3 与下 2/3 交

点,长收肌和缝匠肌交角的动脉搏动处。

[主治] （1）小便不利,遗尿。

（2）腹股沟肿痛。

[操作] 避开动脉,直刺0.5～1.0寸。

12. 冲门

[定位] 在腹股沟区,腹股沟斜纹中,髂外动脉搏动处的外侧。

[主治] （1）腹痛,疝气。

（2）崩漏、带下、胎气上冲等妇科病症。

[操作] 避开动脉,直刺0.5～1.0寸。

13. 府舍

[定位] 在下腹部,脐中下4.3寸,前正中线旁开4寸。

[主治] 腹痛、积聚、疝气等下腹部病症。

[操作] 直刺1.0～1.5寸。

14. 腹结

[定位] 在下腹部,脐中下1.3寸,前正中线旁开4寸。

[主治] （1）腹痛,腹泻,食积。

（2）疝气。

[操作] 直刺1～2寸。

15. 大横

[定位] 在腹部,脐中旁开4寸。

[主治] 腹痛、腹泻、便秘等脾胃病症。

[操作] 直刺1～2寸。

16. 腹哀

[定位] 在上腹部,脐中上3寸,前正中线旁开4寸。

[主治]　消化不良、腹痛、便秘、痢疾等脾胃肠腑病症。

[操作]　直刺 1.0 ~ 1.5 寸。

17. 食窦

[定位]　在胸部,第 5 肋间隙,前正中线旁开 6 寸。

[主治]　(1)胸胁胀痛。

　　　　(2)噫气、反胃、腹胀等胃气失降性病症。

　　　　(3)水肿。

[操作]　斜刺或向外平刺 0.5 ~ 0.8 寸。本经食窦至大包诸穴,
　　　　深部为肺脏,不可深刺。

18. 天溪

[定位]　在胸部,第 4 肋间隙,前正中线旁开 6 寸。

[主治]　(1)胸胁疼痛,咳嗽。

　　　　(2)乳痈,乳少。

[操作]　斜刺或向外平刺 0.5 ~ 0.8 寸。

19. 胸乡

[定位]　在胸部,第 3 肋间隙,前正中线旁开 6 寸。

[主治]　胸胁胀痛。

[操作]　斜刺或向外平刺 0.5 ~ 0.8 寸。

20. 周荣

[定位]　在胸部,第 2 肋间隙,前正中线旁开 6 寸。

[主治]　(1)咳嗽,气逆。

　　　　(2)胸胁胀满。

[操作]　斜刺或向外平刺 0.5 ~ 0.8 寸。

21. 大包　脾之大络

[定位]　在胸外侧区,第 6 肋间隙,在腋中线上。

［主治］　（1）气喘。

（2）胸胁痛。

（3）全身疼痛。

（4）四肢无力。

［操作］　斜刺或向后平刺0.5～0.8寸。

第五节　手少阴心经

（一）经脉循行

手少阴心经起于心中,出属"心系"(心脏与其他脏器相联系的部位),向下通过横膈,络小肠(图2-5)。

"心系"向上的分支:从心系分出上行,挟食管上行,连于"目系"(眼球连系于脑的部位)。

"心系"直行的分支:复从心系,上行于肺部,再向下出于腋窝下(极泉),沿上臂内侧后缘,行于手太阴、手厥阴经之后,下向肘内(少海),沿前臂内侧后缘至腕部尺侧(神门),进入掌内后缘(少府),沿小指的桡侧出于末端(少冲),交于手太阳小肠经。

1. 体表循行部分

起于心中→从肺部浅出腋下(极泉穴)→上肢内侧前缘→掌后豌豆骨部→入掌内(少府)→止于小指桡侧端(少冲穴)。

2.《灵枢·经脉》原文

心手少阴之脉,起于心中,出属心系,下膈络小肠;其支者,从心系上挟咽,系目系;其直者,复从心系却上肺,下出腋下,下循臑内后廉,行太阴心主之后,

下肘内,循臂内后廉,抵掌后锐骨之端,入掌内后廉,循小指之内

出其端。

词解

▶心系:心与各脏相连的组织。

▶目系:目后与脑相连的组织。

▶其直者:意指主要的一支,多为有穴通路。

▶掌后锐骨:豌豆骨部。

▶体内联系脏腑:属心、络小肠;联系肺。

▶联系器官咽、目系。

图例:
—— 本经有穴路径
—— 本经无穴路径
○ 本经腧穴

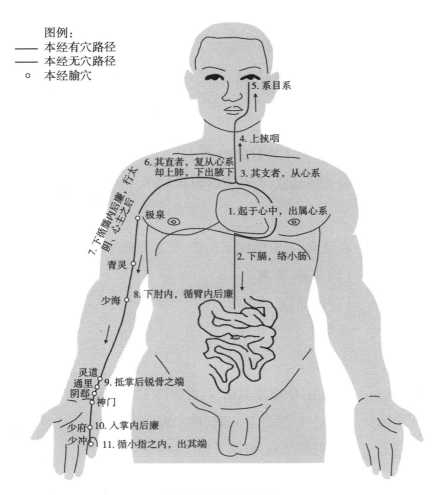

图2-5 手少阴心经

（二）主要病候

心痛，咽干，口渴，目黄，胁痛，上臂内侧痛，手心发热等症。

（三）主治概要

（1）心、胸、神志病：心痛，心悸，癫狂痫等。

（2）经脉循行部位的其他病症：肩臂疼痛，胁肋疼痛，腕臂痛等。

（四）本经腧穴（9穴）

1. 极泉

［定位］　在腋区，腋窝中央，腋动脉搏动处。

［主治］　（1）心痛、心悸等心疾。

　　　　　（2）肩臂疼痛、胁肋疼痛、臂丛神经损伤等痛证。

　　　　　（3）瘰疬。

　　　　　（4）腋臭。

　　　　　（5）上肢针麻用穴。

［操作］　避开腋动脉，直刺或斜刺0.3～0.5寸。

2. 青灵

［定位］　在臂前区，肘横纹上3寸，肱二头肌内侧沟中。

［主治］　（1）头痛，振寒。

　　　　　（2）胁痛，肩臂疼痛。

［操作］　直刺0.5～1.0寸。

3. 少海　合穴

［定位］　在肘前区，横平肘横纹，肱骨内上髁前缘。

［主治］　（1）心痛、癔症等心病、神志病。

　　　　　（2）肘臂挛痛，臂麻手颤。

　　　　　（3）头颈痛，腋胁部。

[操作] 直刺0.5～1.0寸。

4.灵道 经穴

[定位] 在前臂前区,腕掌侧远端横纹上1.5寸,尺侧腕屈肌腱的桡侧缘。

[主治] (1)心痛,悲恐善笑。

(2)暴喑。

(3)肘臂挛痛。

[操作] 直刺0.3～0.5寸。不宜深刺,以免伤及血管和神经。

5.通里 络穴

[定位] 在前臂前区,腕掌侧远端横纹上1寸,尺侧腕屈肌腱的桡侧缘。

[主治] (1)心悸、怔忡等心病。

(2)舌强不语,暴喑。

(3)腕臂痛。

[操作] 直刺0.3～0.5寸。不宜深刺,以免伤及血管和神经。

6.阴郄 郄穴

[定位] 在前臂前区,腕掌侧远端横纹上0.5寸,尺侧腕屈肌腱的桡侧缘。

[主治] (1)心痛、惊悸等心病。

(2)骨蒸盗汗。

(3)吐血,衄血。

[操作] 直刺0.3～0.5寸。不宜深刺,以免伤及血管和神经。

7.神门 输穴;心之原穴

[定位] 在腕前区,腕掌侧远端横纹尺侧端,尺侧腕屈肌腱的桡

侧缘。

[主治] (1)心痛、心烦、惊悸、怔忡、健忘、失眠、痴呆、癫狂痫等
心与神志病症。

(2)高血压。

(3)胸胁痛。

[操作] 直刺0.3~0.5寸。

8.少府 荥穴

[定位] 在手掌,横平第5掌指关节近端,第4、5掌骨之间。

[主治] (1)心悸、胸痛等心胸病。

(2)阴痒,阴痛。

(3)痈疡。

(4)小指挛痛。

[操作] 直刺0.3~0.5寸。

9.少冲 井穴

[定位] 在手指,小指末节桡侧,指甲根角侧上方0.1寸(指
寸)。

[主治] (1)心悸、心痛、癫狂、昏迷等心及神志病症。

(2)热病。

(3)胸胁痛。

[操作] 浅刺0.1寸,或点刺出血。

第六节　手太阳小肠经

(一)经脉循行

手太阳小肠经起于小指尺侧端(少泽),沿手背尺侧,上腕部(阳

谷），沿前臂外侧后缘上行，经尺骨鹰嘴与肱骨内上髁之间（小海），沿上臂外侧后缘，出于肩关节后面（肩贞），绕行于肩胛冈上窝（肩中俞），交会于大椎，再前行向下入缺盆，深入体腔，络心，再沿食管通过横膈，到达胃部，入属小肠（图2-6）。

缺盆部支脉：从缺盆沿着颈部向上至面颊部，至目外眦，折行入耳中（听宫）。

颊部支脉：从颊部，斜向目眶下缘，直达鼻根进入目内眦（睛明），与足太阳膀胱经相接。

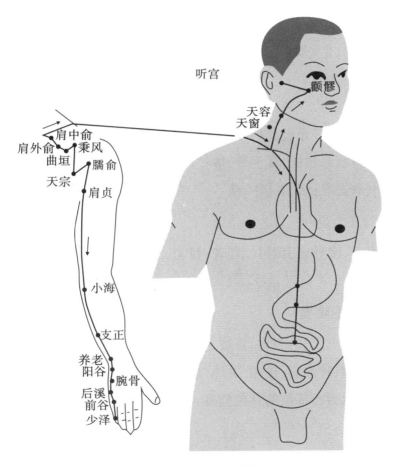

图2-6 手太阳小肠经

1.体表循行部分

起于小指尺侧端(少泽穴)→上肢外侧后缘→绕行肩胛部→缺盆→面颊→进入体内联系脏腑→目外眦→耳(听宫穴)→鼻→目内眦(交足太阳膀胱经)。

2.《灵枢·经脉》原文

小肠手太阳之脉,起于小指之端,循手外侧上腕,出踝中,直上循臂骨下廉,出肘内侧两筋之间,上循臑外后廉,出肩解,绕肩胛,交肩上,入缺盆,络心,循咽下膈,抵胃属小肠;其支者,从缺盆循颈上颊,至目锐眦,却入耳中;其支者,别颊上抵鼻,至目内眦,斜络于颧。

词解

▶臂骨:尺骨。

▶肩解:肩后骨缝。

▶目锐眦:目外眦。

▶体内联系脏腑:属小肠、络心;联系胃

▶联系器官:咽、目、耳、鼻

(二)主要病候

少腹痛,腰脊痛引睾丸,耳聋,目黄,颊肿,咽喉肿痛,肩臂外侧后缘痛等症。

(三)主治概要

(1)头面五官病:头痛,目翳,咽喉肿痛等。

(2)热病、神志病:昏迷,发热,惊厥。

(3)经脉循行部位的其他病症:项背强痛,腰背痛,手指及肘臂挛痛等。

(四)小经腧穴

1. 少泽

[定位]　在手指,小指末节尺侧,指甲根角侧上方 0.1 寸(指寸)。

[主治]　(1)乳痈、乳少等乳疾。

(2)昏迷、热病等急症、热证。

(3)头痛、目翳、咽喉肿痛等头面五官病症。

[操作]　浅刺 0.1 寸或点刺出血。孕妇慎用。

2. 前谷

[定位]　在手指,第 5 掌指关节尺侧远端赤白肉际凹陷中。

[主治]　(1)热病。

(2)乳痈,乳少。

(3)头痛、目痛、耳鸣、咽喉肿痛等头面五官病证。

[操作]　直刺 0.3 ~ 0.5 寸。

3. 后溪　输穴;八脉交会穴(通于督脉)

[定位]　在手内侧,第 5 掌指关节尺侧近端赤白肉际凹陷中。

[主治]　(1)头项强痛、腰背痛、手指及肘臂挛痛等痛证。

(2)耳聋,目赤。

(3)癫狂病。

(4)疟疾。

[操作]　直刺 0.5 ~ 1.0 寸。治疗手指挛痛可透刺合谷穴。

4. 腕骨　小肠之原穴

[定位]　在腕区,第 5 掌骨底与三角骨之间的赤白肉际凹陷中。

[主治]　(1)指挛腕痛,头项强痛。

(2)目翳。

(3)黄疸。

(4)热病,疟疾。

〔操作〕 直刺0.3～0.5寸。

5. 阳谷 经穴

〔定位〕 在腕后区,尺骨茎突与三角骨之间的凹陷中。

〔主治〕 (1)颈颔肿、臂外侧痛、腕痛等痛证。

(2)头痛、目眩、耳鸣、耳聋等头面五官病症。

(3)热病。

(4)癫狂痫。

〔操作〕 直刺0.3～0.5寸。

6. 养老 郄穴

〔定位〕 在前臂后区,腕背横纹上1寸,尺骨头桡侧凹陷中。

〔主治〕 (1)目视不明。

(2)肩、背、肘、臂酸痛。

〔操作〕 直刺或斜刺0.5～0.8寸。强身保健可用温和灸。

7. 支正 络穴

〔定位〕 在前臂后区,腕背侧远端横纹上5寸,尺骨尺侧与尺侧
腕屈肌之间。

〔主治〕 (1)头痛,项强,肘臂酸痛。

(2)热病。

(3)癫狂。

(4)疣症。

〔操作〕 直刺或斜刺0.5～0.8寸。

8. 小海　合穴

［定位］　在肘后区,尺骨鹰嘴与肱骨内上髁之间凹陷中。

［主治］　(1)肘臂疼痛,麻木。

　　　　　(2)癫痫。

［操作］　直刺0.3~0.5寸。

9. 肩贞

［定位］　在肩胛区,肩关节后下方,腋后纹头直上1寸。

［主治］　(1)肩臂疼痛,上肢不遂。

　　　　　(2)瘰疬。

［操作］　直刺1.0~1.5寸。不宜向胸侧深刺。

10. 臑俞

［定位］　在肩胛区,腋后纹头直上,肩胛冈下缘凹陷中。

［主治］　(1)肩臂疼痛,肩不举。

　　　　　(2)瘰疬。

［操作］　直刺或斜刺0.5~1.5寸。不宜向胸。

11. 天宗

［定位］　在肩胛区,肩胛冈中点与肩胛骨下角连线上1/3与下2/3交点凹陷中。

［主治］　(1)肩胛疼痛、肩背部损伤等局部病症。

　　　　　(2)气喘。

［操作］　直刺或斜刺0.51寸。遇到阻力不可强行进针。

12. 秉风

［定位］　在肩胛区,肩胛冈中点上方冈上窝中。

［主治］　肩胛疼痛、上肢酸麻等肩胛、上肢病症。

[操作] 直刺或斜刺0.5~1.0寸。

13.曲垣

[定位] 在肩胛区,肩胛冈内侧端上缘凹陷中。

[主治] 肩胛疼痛。

[操作] 直刺或斜刺0.5~1.0寸。宜向锁骨上窝上方刺,不宜向胸部深刺。

14.肩外俞

[定位] 在脊柱区,第1胸椎棘突下,后正中线旁开3寸。

[主治] 肩背疼痛、颈项强急等肩背、颈项痹证。

[操作] 斜刺0.5~0.8寸,不宜深刺。

15.肩中俞

[定位] 在脊柱区,第7颈椎棘突下,后正中线旁开2寸。

[主治] (1)咳嗽,气喘。

　　　　(2)肩背疼痛。

[操作] 斜刺0.5~0.8寸,不宜深刺。

16.天窗

[定位] 在颈部,横平喉结,胸锁乳突肌后缘。

[主治] (1)耳鸣、耳聋、咽喉肿痛、暴喑等五官病症。

　　　　(2)颈项强痛。

[操作] 直刺0.5~1.0寸。

17.天容

[定位] 在颈部,下颌角后方,胸锁乳突肌的前缘凹陷中。

[主治] (1)耳鸣、耳聋、咽喉肿痛等五官病症。

　　　　(2)头痛,颈项强痛。

［操作］　直刺 0.5～1.0 寸。注意避开血管。

18. 颧髎

［定位］　在面部，颧骨下缘，目外眦直下凹陷中。

［主治］　口眼歪斜、眼睑动、齿痛、面痛等。

［操作］　直刺 0.3～0.5 寸，斜刺或平刺 0.5～1.0 寸。

19. 听宫

［定位］　在面部，耳屏正中与下颌骨髁突之间的凹陷中。

［主治］　(1)耳鸣、耳聋、聤耳等耳疾。

　　　　　(2)齿痛。

［操作］　张口，直刺 1.0～1.5 寸。留针时要保持一定的张口姿势。

第七节　足太阳膀胱经

(一)经脉循行

足太阳膀胱经起于目内眦(睛明)，上额，交会于巅顶(百会，属督脉)(图 2-7)。

巅顶部支脉：从巅顶(百会)分出至耳上角。

巅顶部直行的脉：从巅顶下行(至脑户)入颅内络脑，复返出来下行项后(天柱)，下行交会于大椎，再分左右沿脊柱两旁、距后正中线 1.5 寸直线下行，达腰部(肾俞)，进入脊柱两旁肌肉(膂)，深入体腔，络肾，属膀胱。

腰部的支脉：从腰中(肾俞)分出下行，夹脊旁、距后正中线 1.5 寸下行，穿过臀部，经大腿外侧后缘下行至腘窝中。

后项部支脉：从肩胛内侧分别下行，通过肩胛，沿背中线旁 3 寸下行,过臀部,经过髋关节部(环跳),沿大腿外侧后边下行,会合于腘窝中,向下通过腓肠肌,经外踝后面(昆仑),在足跟部折向前,经足背外侧至足小趾外侧端(至阴),与足少阴肾经相接。

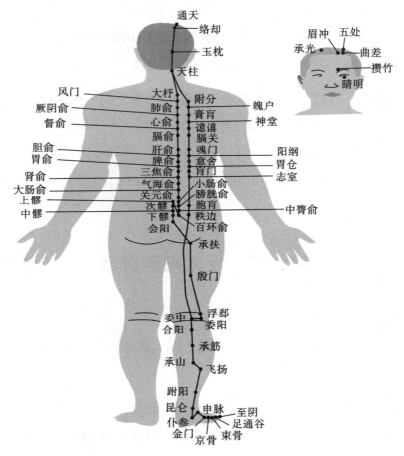

图2-7 足太阳膀胱经

1. 体表循行部分

起于目内眦(睛明)→入络脑→头顶→耳上角→枕部→脊柱两侧→进入体内联系脏腑→背腰臀部(旁开后正中线1.5寸)→向下贯臀→背腰部主干线外侧(旁开后正中线3寸)→合腘窝(委中)→小腿后

侧→外踝之后→小趾外侧端(至阴)。

2.《灵枢·经脉》原文

膀胱足太阳之脉,起于目内眦,上额交巅,其支者,从巅至耳上角;其直者,从巅入络脑,还出别下项,循肩膊内,挟脊抵腰中,入循膂,络肾属膀胱;其支者,从腰中下挟脊贯臀,入腘中;其支者,从膊内左右别下贯胛,挟脊内,过髀枢,循髀外从后廉下合腘中,以下贯踹内,出外踝之后,循京骨,至小指外侧。

词解

▶交巅:与督脉交于巅顶。

▶肩膊:肩胛区。

▶膂:脊柱两旁的肌肉,即竖脊肌。

▶髀枢:当股骨大转子部,环跳穴所在。

▶京骨:第5跖骨粗隆,又为穴名。

▶体内联系脏腑:属膀胱、络肾;联系脑。

▶联系器官:目、耳。

(二)主要病候

小便不通,遗尿,癫狂等;目痛,鼻塞多涕,头痛以及项、背、腰、臀部及下肢后侧本经循行部位疼痛。

(三)主治概要

(1)脏腑病症:十二脏腑及其相关组织器官病症。

(2)神志病:癫、狂、痫等。

(3)头面五官病:头痛、鼻塞、鼻衄等。

(4)经脉循行部位的其他病症:项、背、腰、下肢病症等。

(四)市经腧穴(67穴)

1. 睛明

[定位]　在面部,目内内上方眶内侧壁凹陷中。

[主治]　(1)目赤肿痛、流泪、视物不明、目眩、近视、夜盲、色盲等目疾。

　　　　(2)急性腰扭伤、坐骨神经痛。

　　　　(3)心悸、怔忡。

[操作]　嘱患者闭目,医者左手轻推眼球向外侧固定,右手缓慢进针,紧靠眶缘直刺0.5~1.0寸。遇到阻力时,不宜强行进针,应改变进针方向或退针。不捻转,不提插(或只轻微地捻转和提插)。出针后按压针孔片刻,以防出血。针具宜细,消毒宜严。禁灸。

2. 攒竹

[定位]　在面部,眉头凹陷中,额切迹处。

[主治]　(1)头痛,眉棱骨痛。

　　　　(2)眼睑动、眼睑下垂、口眼歪斜、目视不明、流泪、目赤肿痛等眼部病症。

　　　　(3)呃逆。

[操作]　可向眉中或向眼眶内缘平刺或斜刺0.5~0.8寸,或直刺0.2~0.3寸。禁灸。

3. 眉冲

[定位]　在头部,额切迹直上入发际0.5寸。

[主治]　(1)头痛,目眩。

　　　　(2)鼻塞,鼻衄。

（3）癫痫。

[操作] 平刺0.3~0.5寸。

4. 曲差

[定位] 在头部，前发际正中直上0.5寸，旁开1.5寸。

[主治] （1）头痛，目眩。

（2）鼻塞、鼻衄等鼻部病症。

[操作] 平刺0.3~0.5寸。

5. 五处

[定位] 在头部，前发际正中直上1寸，旁开1.5寸。

[主治] （1）头痛，目眩。

（2）癫痫。

[操作] 平刺0.5~0.8寸。

6. 承光

[定位] 在头部，前发际正中直上2.5寸，旁开1.5寸。

[主治] （1）头痛，目眩。

（2）鼻塞。

（3）热病。

[操作] 平刺0.3~0.5寸。

7. 通天

[定位] 在头部，前发际正中直上4寸，旁开1.5寸。

[主治] （1）头痛，眩晕。

（2）鼻塞、鼻衄、鼻渊等鼻部病症。

[操作] 平刺0.3~0.5寸。

8. 络却

[定位] 在头部，前发际正中直上5.5寸，旁开1.5寸。

[主治] (1)头晕。

　　　　(2)目视不明,耳鸣。

[操作] 平刺0.3～0.5寸。

9. 玉枕

[定位] 在头部,横平枕外隆凸上缘,后发际正中旁开1.3寸。

[主治] (1)头颈痛,目痛。

　　　　(2)鼻塞。

[操作] 平刺0.3～0.5寸。

10. 天柱

[定位] 在颈后区,横平第2颈椎棘突上际,斜方肌外缘凹陷中。

[主治] (1)后头痛、项强、肩背腰痛等痹证。

　　　　(2)鼻塞。

　　　　(3)目痛。

　　　　(4)癫狂痫。

　　　　(5)热病。

[操作] 直刺或斜刺0.5～0.8寸,不可向内上方深刺,以免伤及延髓。

11. 大杼　八会穴之骨会

[定位] 在脊柱区,第1胸椎棘突下,后正中线旁开1.5寸。

[主治] (1)咳嗽,发热。

　　　　(2)项强,肩背痛。

[操作] 斜刺0.5～0.8寸。本经背部诸穴,不宜深刺,以免伤及内部重要脏器。

12. 风门

[定位] 在脊柱区,第2胸椎棘突下,后正中线旁开1.5寸。

［主治］ （1）感冒、咳嗽、发热、头痛等外感病症。

（2）项强，胸背痛。

［操作］ 斜刺 0.5～0.8 寸。热证宜点刺放血。

13. 肺俞　肺之背俞穴

［定位］ 在脊柱区，第 3 胸椎棘突下，后正中线旁开 1.5 寸。

［主治］ （1）咳嗽、气喘、咯血等肺疾。

（2）骨蒸潮热、盗汗等阴虚病症。

（3）瘙痒、瘾等皮肤病。

［操作］ 斜朝 0.5～0.8 寸。热证宜点刺放血。

14. 厥阴俞　心包之背俞穴

［定位］ 在脊柱区，第 4 胸椎棘突下，后正中线旁开 1.5 寸。

［主治］ （1）心痛，心悸。

（2）咳嗽，胸闷。

（3）呕吐

［操作］ 斜刺 0.5～0.8 寸。

15. 心俞　心之背俞穴

［定位］ 在脊柱区，第 5 胸椎棘突下，后正中线旁开 1.5 寸。

［主治］ （1）心痛、惊悸、失眠、健忘、癫等心与神志病变。

（2）咳嗽，咯血等肺疾。

（3）盗汗，遗精。

［操作］ 斜刺 0.5～0.8 寸。

16. 督俞

［定位］ 在脊柱区，第 6 胸椎棘突下，后正中线旁开 1.5 寸。

［主治］ （1）心痛，胸闷。

（2）寒热,气喘。

（3）腹胀、腹痛、肠鸣、呃逆等胃肠病症

[操作]　斜刺0.5~0.8寸。

17.膈俞　八会穴之血会

[定位]　在脊柱区,第7胸椎棘突下,后正中线旁开1.5寸。

[主治]　（1）血瘀诸证。

（2）呕吐、呃逆、气喘、吐血等上逆之证。

（3）隐疹,皮肤瘙痒。

（4）贫血。

（5）潮热,盗汗。

[操作]　斜刺0.5~0.8寸。

18.肝俞　肝之背俞穴

[定位]　在脊柱区,第9胸椎棘突下,后正中线旁开1.5寸。

[主治]　（1）胁痛、黄疸等肝胆病症。

（2）目赤、目视不明、目眩、夜盲、迎风流泪等目疾。

（3）癫狂痫。

（4）脊背痛。

[操作]　斜刺0.5~0.8寸。

19.胆俞　胆之背俞穴

[定位]　在脊柱区,第10胸椎突下,后正中线旁开1.5寸。

[主治]　（1）黄疸、口苦、胁痛等肝胆病症。

（2）肺痨,潮热。

[操作]　斜刺0.5~0.8寸。

20.脾俞　脾之背俞穴

[定位]　在脊柱区,第11胸椎棘突下,后正中线旁开1.5寸。

[主治] （1）腹胀、纳呆、呕吐、腹泻、痢疾、便血、水肿等脾胃肠腑病症。

（2）多食善饥，身体消瘦。

（3）背痛。

[操作] 斜刺0.5~0.8寸。

21. 胃俞　胃之背俞穴

[定位] 在脊柱区，第12胸椎棘突下，后正中线旁开1.5寸。

[主治] （1）胃脘痛、呕吐、腹胀、肠鸣等胃疾。

（2）多食善饥，身体消瘦。

[操作] 斜刺0.5~0.8寸。

22. 三焦俞　三焦之背俞穴

[定位] 在脊柱区，第1腰椎棘突下，后正中线旁开1.5寸。

[主治] （1）肠鸣、腹胀、呕吐、腹泻、痢疾等脾胃肠腑病症。

（2）小便不利、水肿等三焦气化不利病症。

（3）腰背强痛。

[操作] 直刺0.5~1.2寸。

23. 肾俞　肾之背俞穴

[定位] 在脊柱区，第2腰椎棘突下，后正中线旁开1.5寸。

[主治] （1）头晕、耳鸣、耳聋、腰酸痛等肾虚病症。

（2）遗尿、遗精、阳痿、早泄等泌尿生殖系疾患。

（3）月经不调、带下、不孕等妇科病症。

（4）消渴。

[操作] 直刺0.5~1.0寸。

24. 气海俞

[定位] 在脊柱区，第3腰椎棘突下，后正中线旁开1.5寸。

［主治］　（1）肠鸣腹胀。

　　　　　（2）痛经。

　　　　　（3）腰痛。

［操作］　直刺0.5~1.0寸。

25.大肠俞　大肠之背俞穴

［定位］　在脊柱区,第4腰椎棘突下,后正中线旁开1.5寸。

［主治］　（1）腰腿痛。

　　　　　（2）腹胀、腹泻、便秘等胃肠病症。

［操作］　直刺0.8~1.2寸。

26.关元俞

［定位］　在脊柱区,第5腰椎棘突下,后正中线旁开1.5寸。

［主治］　（1）腹胀,泄泻。

　　　　　（2）腰骶痛。

　　　　　（3）小便频数或不利,遗尿。

［操作］　直刺0.8~1.2寸。

27.小肠俞　小肠之背俞穴

［定位］　在骶区,横平第1骶后孔,骶正中嵴旁开1.5寸。

［主治］　（1）遗精、遗尿、尿血、尿痛、带下等泌尿生殖系统疾患。

　　　　　（2）腹泻,痢疾。

　　　　　（3）疝气。

　　　　　（4）腰骶。

［操作］　直刺或斜刺0.8~1.2寸。

28.膀胱俞　膀胱之背俞穴

［定位］　在骶区,横平第2骶后孔,骶正中嵴旁开1.5寸。

[主治] （1）小便不利、遗尿等膀胱气化功能失调病症。

（2）腰脊强痛。

（3）腹泻,便秘

[操作] 直刺或斜刺0.8～1.2寸。

29. 中脊俞

[定位] 在骶区,横平第3骶后孔,骶正中嵴旁开1.5寸。

[主治] （1）腹泻。

（2）疝气。

（3）腰骶痛。

[操作] 直刺1.0～1.5寸。

30. 白环俞

[定位] 在骶区,横平第4骶后孔,骶正中嵴旁开1.5寸。

[主治] （1）遗尿,遗精。

（2）月经不调,带下。

（3）疝气。

（4）腰骶痛。

[操作] 直刺1.0～1.5寸。

31. 上髎

[定位] 在骶区,正对第1骶后孔中。

[主治] （1）大小便不利。

（2）月经不调、带下、阴挺等妇科病症。

（3）遗精,阳痿。

（4）腰骶痛。

[操作] 直刺1.0～1.5寸。

32. 次髎

[定位]　在骶区,正对第 2 骶后孔中。

[主治]　(1)月经不调、痛经、带下等妇科病症。

(2)小便不利。

(3)遗精、阳痿等男科病症。

(4)疝气。

(5)腰骶痛,下肢痿痹。

[操作]　直刺 1.0~1.5 寸。

33. 中髎

[定位]　在骶区,正对第 3 骶后孔中。

[主治]　(1)便秘,泄泻。

(2)小便不利。

(3)月经不调,带下。

(4)腰骶痛。

[操作]　直刺 1.0~1.5 寸。

34. 下髎

[定位]　在骶区,正对第 4 骶后孔中。

[主治]　(1)腹痛,便秘。

(2)小便不利。

(3)带下。

(4)腰骶痛。

[操作]　直刺 1.0~1.5 寸。

35. 会阳

[定位]　在骶区,尾骨端旁开 0.5 寸。

[主治]　(1)痔疾,腹泻,便血。

　　　　(2)阳痿。

　　　　(3)带下

[操作]　直刺1.0~1.5寸。

36.承扶

[定位]　在股后区,臀沟的中点。

[主治]　(1)腰、骶、臀、股部疼痛。

　　　　(2)痔疾。

[操作]　直刺1~2寸。

37.殷门

[定位]　在股后区,臀沟下6寸,股二头肌与半腱肌之间。

[主治]　腰痛,下肢痿痹。

[操作]　直刺1~2寸。

38 浮郄

[定位]　在膝后区,横纹上1寸,股二头肌腱的内侧缘。

[主治]　(1)股部疼痛、麻木。

　　　　(2)便秘。

[操作]　直刺1~2寸。

39.委阳　三焦之下合穴

[定位]　在膝部,腘横纹上,股二头肌腱的内侧缘。

[主治]　(1)腹满,小便不利。

　　　　(2)腰脊强痛,腿足挛痛。

[操作]　直刺1.0~1.5寸。

40.委中　合穴;膀胱之下合穴

[定位]　在膝后区,腘横纹中点。

〔主治〕 （1）腰背痛、下肢痿痹等腰及下肢病症。

（2）腹痛、急性吐泻等急症。

（3）隐疹，丹毒。

（4）小便不利，遗尿。

〔操作〕 直刺1.0～1.5寸，或用三棱针点刺腘静脉出血。针刺不宜过快、过强、过深，以免损伤血管和神经。

41.附分

〔定位〕 在脊柱区，第2胸椎棘突下，后正中线旁开3寸。

〔主治〕 颈项强痛、肩背拘急、肘臂麻木等痹证。

〔操作〕 斜刺0.5～0.8寸。

42.魄户

〔定位〕 在脊柱区，第3胸椎棘突下，后正中线旁开3寸。

〔主治〕 （1）咳嗽、气喘、肺痨等肺疾。

（2）项强，肩背痛。

〔操作〕 斜刺0.5～0.8寸。

43.膏肓

〔定位〕 在脊柱区，第4胸椎突下，后正中线旁开3寸。

〔主治〕 （1）咳嗽、气喘、肺痨等肺系虚损病症。

（2）健忘、遗精、盗汗、羸瘦等虚劳诸证。

（3）肩胛痛。

〔操作〕 斜刺0.5～0.8寸。此穴多用灸法，每次7～15壮，或温灸15～30分钟。

44.神堂

〔定位〕 在脊柱区，第5胸椎棘突下，后正中线旁开3寸。

[主治]　（1）咳嗽、气喘、胸闷等肺胸病症。

　　　　（2）脊背强痛。

[操作]　斜刺 0.5 ~ 0.8 寸。

45. 譩譆

[定位]　在脊柱区,第 6 胸椎棘突下,后正中线旁开 3 寸。

[主治]　（1）咳嗽,气喘。

　　　　（2）肩背痛。

　　　　（3）疟疾,热病。

[操作]　斜刺 0.5 ~ 0.8 寸。

46. 膈关

[定位]　在脊柱区,第 7 胸椎棘突下,后正中线旁开 3 寸。

[主治]　（1）胸闷、嗳气、呕吐等气上逆之病症。

　　　　（2）脊背强痛。

[操作]　斜刺 0.5 ~ 0.8 寸。

47. 魂门

[定位]　在脊柱区,第 9 胸椎棘突下,后正中线旁开 3 寸。

[主治]　（1）胸胁痛,背痛。

　　　　（2）呕吐,腹泻。

[操作]　斜刺 0.5 ~ 0.8 寸。

48. 阳纲

[定位]　在脊柱区,第 10 胸椎棘突下,后正中线旁开 3 寸。

[解剖]　有背阔肌、髂肋肌;有第 10 肋间动、静脉背侧支;布有第
　　　　9、10 胸神经后支。

[主治]　（1）肠鸣、腹痛、腹泻等胃肠病症。

（2）黄疸。

（3）消渴。

〔操作〕　斜刺 0.5~0.8 寸。

49. 意舍

〔定位〕　在脊柱区,第 11 胸椎棘突下,后正中线旁开 3 寸。

〔主治〕　腹胀、肠鸣、呕吐、腹泻等胃肠病症。

〔操作〕　斜刺 0.5~0.8 寸。

50. 胃仓

〔定位〕　在脊柱区,第 12 胸椎棘突下,后正中线旁开 3 寸。

〔主治〕　（1）胃脘痛、腹胀、小儿食积等脾胃病证。

（2）水肿。

（3）背脊痛。

〔操作〕　斜刺 0.5~0.8 寸。

51. 肓门

〔定位〕　在腰区,第 1 腰椎棘突下,后正中线旁开 3 寸。

〔主治〕　（1）腹痛、胃痛、便秘、痞块等胃肠病症。

（2）乳疾。

〔操作〕　斜刺 0.5~0.8 寸。

52. 志室

〔定位〕　在腰区,第 2 腰椎棘突下,后正中线旁开 3 寸。

〔主治〕　（1）遗精、阳痿等肾虚病症。

（2）小便不利,水肿。

（3）腰脊强痛

〔操作〕　斜刺 0.5~0.8 寸。

53. 胞肓

[定位]　在骶区,横平第2后孔,正中嵴旁开3寸。

[主治]　(1)肠鸣、腹胀、便秘等胃肠病症。

　　　　(2)癃闭。

　　　　(3)腰脊强痛。

[操作]　直刺 1.0~1.5 寸。

54. 秩边

[定位]　在骶区,横平第4骶后孔,骶正中嵴旁开3寸。

[主治]　(1)腰骶痛、下肢痿痹等腰及下肢病症。

　　　　(2)小便不利,癃闭。

　　　　(3)便秘,痔疾。

　　　　(4)阴痛。

[操作]　直刺 1.5~2.0 寸。

55. 合阳

[定位]　在小腿后区,横纹下2寸,腓肠肌内、外侧头之间。

[主治]　(1)腰脊强痛,下肢痿痹。

　　　　(2)疝气。

　　　　(3)崩漏。

[操作]　直刺 1~2 寸。

56. 承筋

[定位]　在小腿后区,腘横纹下5寸,腓肠肌两肌腹之间。

[主治]　(1)腰腿拘急、疼痛。

　　　　(2)痔疾。

[操作]　直刺 1.0~1.5 寸。

57. 承山

[定位] 在小腿后区腓肠肌两肌腹与肌腱交角处。

[主治] (1)腰腿拘急,疼痛。

(2)痔疾,便秘。

(3)痛,疝气。

[操作] 直刺1~2寸。不宜做过强的刺激,以免引起腓肠肌痉挛。

58. 飞扬　络穴

[定位] 在小腿后区,昆仑直上7寸,腓肠肌外下缘与跟腱移行处。

[主治] (1)腰腿疼痛。

(2)头痛,目眩。

(3)鼻塞,鼻衄。

(4)痔疾。

[操作] 直刺1.0~1.5寸。

59. 跗阳　阳跷脉之郄穴

[定位] 在小腿后区,昆仑直上3寸,腓骨与跟腱之间。

[主治] (1)腰骶痛、下肢痿痹、外踝肿痛等腰、下肢病症。

(2)头痛。

[操作] 直刺0.8~1.2寸。

60. 昆仑　经穴

[定位] 在踝区,外尖与跟腱之间的凹陷中。

[主治] (1)后头痛,项强,目眩。

(2)腰骶疼痛,足踝肿痛。

（3）癫痫。

（4）滞产。

[操作]　直刺 0.5～0.8 寸。孕妇禁用,经期慎用。

61. 仆参

[定位]　在跟区,昆仑直下,跟骨外侧,赤白肉际处。

[主治]　（1）下肢痿痹,足跟痛。

（2）癫痫。

[操作]　直刺 0.3～0.5 寸。

62. 申脉

[定位]　在踝区,外踝尖直下,外踝下缘与跟骨之间凹陷中。

[主治]　（1）头痛,眩晕。

（2）失眠、癫狂痫证等神志疾患。

（3）腰腿酸痛。

[操作]　直刺 0.3～0.5 寸。

63. 金门　郄穴

[定位]　在足背,外踝前缘直下,第 5 跖骨粗隆后方,骰骨下缘凹陷中。

[主治]　（1）头痛、腰痛、下肢痿痹、外踝痛等痛证、痹证。

（2）癫痫。

（3）小儿惊风。

[操作]　直刺 0.3～0.5 寸。

64. 京骨　膀胱之原穴

[定位]　在跖区,第 5 跖骨粗隆前下方,赤白肉际处。

[主治]　（1）头痛,项强。

（2）腰腿痛。

（3）癫痫。

（4）目翳。

[操作]　直刺0.3～0.5寸。

65.束骨　输穴

[定位]　在跖区,第5跖趾关节的近端,赤白肉际处。

[主治]　（1）头痛、项强、目眩等头部疾患。

（2）腰腿痛。

（3）癫狂。

[操作]　直刺0.3～0.5寸。

66.足通谷　荥穴

[定位]　在足趾,第5跖趾关节的远端,赤白肉际处。

[主治]　（1）头痛,项强。

（2）目眩,鼻衄。

（3）癫狂。

[操作]　直刺0.2～0.3寸。

67.至阴　井穴

[定位]　在足趾,足小趾末节外侧,趾甲根角侧后方0.1寸（指寸）。

[主治]　（1）胎位不正,滞产。

（2）头痛,目痛。

（3）鼻塞,鼻衄。

[操作]　浅刺0.1寸。胎位不正用灸法。

第八节　足少阴肾经

（一）经脉循行

足少阴肾经起于足小趾之下,斜向足心(涌泉),出于舟骨粗隆下(然骨),沿内踝后,进入足跟,再向上沿小腿内侧后缘上行,至腘窝内侧,上股内侧后缘,入脊内(长强),穿过脊柱至腰部,属肾(腧穴通路:还出于前,向上行腹部前正中线旁开0.5寸,胸部前正中线旁开2寸,止于锁骨下缘俞府穴),再向下络膀胱(图2-8)。

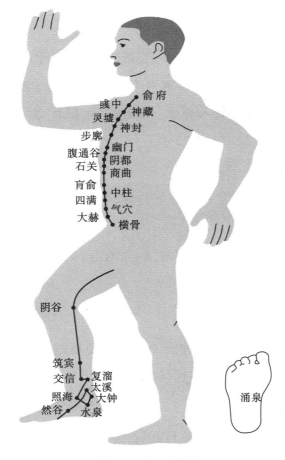

图2-8　足少阴肾经

肾脏部直行的脉:从肾上行,穿过肝脏,上经横膈,进入肺中,沿喉咙,挟舌根部。

肺部支脉:从肺中分出,络于心,流注于胸中(膻中),与手厥阴心包经相接。

1.体表循行部分

起于足小趾之下→邪走足心(涌泉穴)→舟骨粗隆下→内踝后侧→小腿、腘窝、大腿内后侧→穿过脊柱→沿腹部前正中线旁开0.5寸→胸部前→进入体内联系脏腑(交手厥阴心包经)→正中线旁开2寸→止于锁骨下缘(俞府穴)。

2.《灵枢·经脉》原文

肾足少阴之脉,起于小指之下,斜走足心,出于然谷之下,循内踝之后,别入跟中,以上踹内,出腘内廉,上股内后廉,贯脊属肾络膀胱;其直者,从肾上贯肝膈,入肺中,循喉咙,挟舌本;其支者,从肺出,络心,注胸中。

词解

▶然谷:穴名,舟骨粗隆下方。谷,《脉经》作"骨"。然骨指舟骨粗隆。

▶体内联系脏腑:属肾、络膀胱;联系肝、肺、心。

▶联系器官:喉咙、舌本。

(二)主要病候

咯血,气喘,舌干,咽喉肿痛,水肿,大便秘结,泄泻,腰痛,脊股内后侧痛,痿弱无力,足心热等症。

(三)主治概要

(1)头和五官病症:头痛,目眩,咽喉肿齿痛,耳聋,耳鸣等。

(2)妇科病:前阴病月经不调,遗精,阳痿病,前阴病小便频数等。

(3)经脉循行部位的其他病症:下肢厥冷,内踝肿痛等。

(四)本经腧穴(27穴)

1. 涌泉　井穴

[定位]　在足底,屈足卷趾时足心最凹陷中;约当足底第2、3趾蹼缘与足跟连线的前1/3与后2/3交点凹陷中。

[主治]　(1)昏厥、中暑、小儿惊风、癫狂病等急症及神志病症。

(2)头痛,头晕,目眩,失眠。

(3)咯血、咽喉肿痛、喉痹、失音等肺系病症。

(4)大便难,小便不利。

(5)奔豚气。

(6)足心热。

[操作]　直刺0.5~1.0寸,针刺时要防止刺伤足底动脉弓。临床常用灸法或药物贴敷。

2. 然谷　荥穴

[定位]　在足内侧,足舟骨粗隆下方,赤白肉际处。

[主治]　(1)月经不调、阴挺、阴痒、白浊等妇科病症。

(2)遗精、阳痿、小便不利等泌尿生殖系疾患。

(3)咯血,咽喉肿痛。

(4)消渴。

(5)下肢痿痹,足跗痛。

(6)小儿脐风,口噤。

(7)腹泻。

[操作]　直刺0.5~1.0寸。

3. 太溪　输穴;肾之原穴

[定位]　在足踝区,内踝尖与跟腱之间凹陷中。

[主治]　(1)头痛、目眩、失眠、健忘、遗精、阳痿等肾虚证。

　　　　(2)咽喉肿痛、齿痛、耳鸣、耳聋等阴虚性五官病症。

　　　　(3)咳嗽、气喘、咯血、胸痛等肺系疾患。

　　　　(4)消渴,小便频数,便秘;月经不调。

　　　　(5)腰脊痛,下肢厥冷,内踝肿痛。

[操作]　直刺 0.5～1.0 寸。

4. 大钟　络穴

[定位]　在跟区,内踝后下方,跟骨上缘,跟腱附着部前缘凹
　　　　陷中。

[主治]　(1)痴呆。

　　　　(2)癃闭,遗尿,便秘。

　　　　(3)月经不调。

　　　　(4)咯血,气。

　　　　(5)腰脊强痛足跟痛。

[操作]　直刺 0.3～0.5 寸。

5. 水泉　郄穴

[定位]　在跟区,太溪直下 1 寸,跟骨结节内侧凹陷中。

[主治]　(1)月经不调、痛经、阴挺等妇科病症。

　　　　(2)小便不利,淋证,血尿。

[操作]　直刺 0.3～0.5 寸。

6. 照海　八脉交会穴(通于阴跷脉)

[定位]　在踝区,内踝尖下 1 寸,内踝下缘边际凹陷中。

[主治]　(1)失眠、癫痫等精神、神志病症。

　　　　(2)咽喉干痛、目赤肿痛等五官热性病症。

　　　　(3)月经不调、痛经、带下、阴挺等妇科病症。

　　　　(4)小便频数,癃闭。

[操作]　直刺0.5~0.8寸。

7. 复溜　经穴

[定位]　在小腿内侧,内踝尖上2寸,跟腱的前缘。

[主治]　(1)水肿、汗证(无汗或多汗)等津液输布失调病症。

　　　　(2)腹胀、腹泻、肠鸣等胃肠病症。

　　　　(3)腰脊强痛,下肢痿痹。

[操作]　直刺0.5~1.0寸。

8. 交信　阴跷脉之郄穴

[定位]　在小腿内侧,在内踝尖上2寸,胫骨内侧缘后际凹陷中;
　　　　复溜前0.5寸。

[主治]　(1)月经不调、崩漏、阴挺、阴痒等妇科病症。

　　　　(2)腹泻、便秘、痢疾等胃肠病症。

　　　　(3)五淋。

　　　　(4)疝气。

[操作]　直刺0.5~1.0寸。

9. 筑宾　阴维脉之穴

[定位]　在小腿内侧,太溪直上5寸,比目鱼肌与跟腱之间。

[主治]　(1)癫狂。

　　　　(2)疝气。

　　　　(3)呕吐涎沫,吐舌。

　　　　(4)小腿内侧痛。

［操作］　直刺 1.0～1.5 寸。

10. 阴谷　合穴

［定位］　在膝后区,横纹上,半腱肌肌腱外侧缘。

［主治］　(1)癫狂。

(2)阳痿、小便不利、月经不调、崩漏等泌尿生殖系
疾患。

(3)膝股内侧痛。

［操作］　直刺 1.0～1.5 寸。

11. 气穴

［定位］　在下腹部,脐中下 3 寸,前正中线旁开 0.5 寸。

［主治］　(1)月经不调,带下,不孕。

(2)小便不利。

(3)腹泻。

(4)奔豚气。

［操作］　直刺 1.0～1.5 寸。

12. 四满

［定位］　在下腹部,脐中下 2 寸,前正中线旁开 0.5 寸。

［主治］　(1)月经不调、崩漏、带下、产后恶露不净等妇产科
病症。

(2)遗精,遗尿。

(3)小腹痛,脐下积、聚、疝、瘕等腹部疾患。

(4)便秘,水肿。

［操作］　直刺 1.0～1.5 寸。利水多用灸法。

13. 中注

［定位］　在下腹部,脐中下 1 寸,前正中线旁开 0.5 寸。

[主治]　（1）月经不调。

　　　　　（2）腹痛、便秘、腹泻等胃肠病症。

[操作]　直刺1.0～1.5寸。

14. 肓俞

[定位]　在腹部,脐中旁开0.5寸。

[主治]　（1）腹痛绕脐、腹胀、腹泻、便秘等胃肠病症。

　　　　　（2）疝气。

　　　　　（3）月经不调。

[操作]　直刺1.0～1.5寸。

15. 商曲

[定位]　在上腹部,脐中上2寸,前正中线旁开0.5寸。

[主治]　（1）胃痛、腹痛、腹胀、腹泻、便秘等胃肠病症。

　　　　　（2）腹中积聚

[操作]　直刺0.5～0.8寸。

16. 石关

[定位]　在上腹部,脐中上3寸,前正中线旁开0.5寸。

[主治]　（1）胃痛、呕吐、腹痛、便秘等胃肠病症。

　　　　　（2）产后腹痛,不孕。

[操作]　直刺1.0～1.5寸。

17. 阴都

[定位]　在上腹部,脐中上4寸,前正中线旁开0.5寸。

[主治]　胃痛、腹胀、便秘等胃肠病症。

[操作]　直刺1.0～1.5寸。

18. 腹通谷

[定位]　在上腹部,脐中上5寸,前正中线旁开0.5寸。

[主治] （1）腹痛、腹胀、胃痛、呕吐等胃肠病症。

（2）心痛、心悸、胸痛等心胸病症。

[操作] 直刺0.5～0.8寸。

19. 幽门

[定位] 在上腹部，脐中上6寸，前正中线旁开0.5寸。

[主治] 腹痛、善哕、呕吐、腹胀、腹泻等胃肠病症。

[操作] 直刺0.5～0.8寸，不可向上深刺，以免伤及内脏。

20. 步廊

[定位] 在胸部，第5肋间隙，前正中线旁开2寸。

[主治] （1）胸痛、咳嗽、气喘等胸肺病症。

（2）乳痈。

[操作] 斜刺或平刺0.5～0.8寸，不可向上深刺，以免伤及心、肺。

21. 神封

[定位] 在胸部，第4肋间隙，前正中线旁开2寸。

[主治] （1）胸胁支满、咳嗽、气喘等胸肺疾患。

（2）乳痈。

（3）呕吐。

[操作] 斜刺或平刺0.5～0.8寸，不可深刺，以免伤及心、肺。

22. 灵墟

[定位] 在胸部，第3肋间隙，前正中线旁开2寸。

[主治] （1）胸胁支满、咳嗽、气喘等胸肺疾患。

（2）乳痈。

（3）呕吐。

[操作]　斜刺或平刺0.5～0.8寸,不可深刺,以免伤及心、肺。

23.神藏

[定位]　在胸部,第2肋间隙,前正中线旁开2寸。

[主治]　(1)胸胁支满、咳嗽、气喘等胸肺疾患。

　　　　(2)呕吐,不嗜食。

[操作]　斜刺或平刺0.5～0.8寸,不可深刺,以免伤及心、肺。

24.彧中

[定位]　在胸部,第1肋间隙,前正中线旁开2寸。

[主治]　咳嗽、气喘、胸胁支满、痰涌等肺系病症。

[操作]　斜刺或平刺0.5～0.8寸,不可深刺,以免伤及心、肺。

25.俞府

[定位]　在胸部,锁骨下缘,前正中线旁开2寸。

[主治]　咳嗽、气喘、胸痛等胸肺疾患。

[操作]　斜刺或平刺0.5～0.8寸,不可深刺,以免伤及心、肺。

第九节　手厥阴心包经

(一)经脉循行

手厥阴心包经起于胸中,出属心包络,穿过横膈,从胸至腹依次联络上、中、下三焦(图2-9)。

胸部支脉:从胸中出于胁部,经腋下三寸处(天池),上行至腋窝,沿上臂内侧,行于手太阴、手少阴之间,进入肘窝中,向下行于前臂两筋(桡侧腕屈肌腱与掌长肌腱)的中间,过腕部,入掌心(劳宫),到达中指桡侧末端(中冲)。

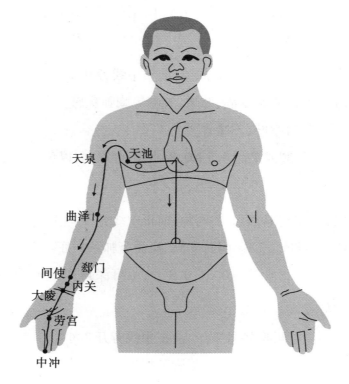

图2-9　手厥阴心包经

掌中分支:从掌中(劳宫)分出,沿着无名指尺侧至指端(关冲),与手少阳三焦经相接。

1.体表循行部分

起于胸中(体内联系脏腑)→从胸中浅出于侧胸上部(天池穴)→上肢内侧中间→入掌中(劳宫)→止于中指端(中冲穴)→止于无名指端(交手少阳三焦经)。

2.《灵枢·经脉》原文

心主手厥阴心包络之脉,起于胸中,出属心包络,下膈,历络三焦;其支者,循胸出胁,下腋三寸,上抵腋,下循臑内,行太阴少阴之间,入肘中,下臂行两筋之间,入掌中,循中指出其端;其支者,别掌中,循小指次指出其端。

词解

▶历络三焦:自胸至腹依次联络上、中、下三焦。

▶两筋:指掌长肌腱和桡侧腕屈肌腱。

▶小指次指:无名指。

▶体内联系脏腑:属心包、络三焦。

(二)主要病候

心痛,胸闷,心悸,心烦,癫狂,腋肿,肘臂挛急,掌心发热等症。

(三)主治概要

(1)心胸、神志病:心痛,心悸,心烦,胸闷,癫狂痫等。

(2)胃腑病症:胃痛,呕吐等。

(3)经脉循行部位的其他病症:上臂内侧痛,肘臂挛麻,腕痛,掌中热等。

(四)本经腧穴(9穴)

1. 天池

[定位]　在胸部,第4肋间隙,前正中线旁开5寸。

[主治]　(1)咳嗽、痰多、胸闷、气喘、胸痛等心肺病症。

　　　　(2)腋下肿痛,乳痈。

　　　　(3)瘰疬。

[操作]　斜刺或平刺0.3~0.5寸,不可深刺,以免伤及心、肺。

2. 天泉

[定位]　在臂前区,腋前纹头下2寸,肱二头肌的长、短头之间。

[主治]　(1)心痛、咳嗽、胸胁胀满等心肺病症。

（2）胸背及上臂内侧痛。

[操作] 直刺1.0～1.5寸。

3. 曲泽 合穴

[定位] 在肘前区,肘横纹上,肱二头肌腱的尺侧缘凹陷中。

[主治] （1）心痛、心悸、善惊等心系病证。

（2）胃痛、呕血、呕吐等胃腑热性病症。

（3）暑热病。

（4）肘臂挛痛,上肢颤动。

[操作] 直刺1.0～1.5寸;或点刺出血。

4. 郄门 郄穴

[定位] 在前臂前区,腕掌侧远端横纹上5寸,掌长肌腱与桡侧腕屈肌腱之间。

[主治] （1）急性心痛、心悸、心烦、胸痛等心胸病症。

（2）咯血、呕血、衄血等热性出血证。

（3）疮。

（4）癫痫。

[操作] 直刺0.5～1.0寸。

5. 间使 经穴

[定位] 在前臂前区,腕掌侧远端横纹上3寸,掌长肌腱与桡侧腕肌腱之间。

[主治] （1）心痛、心悸等心的病症。

（2）胃痛、呕吐等热性胃病。

（3）热病,疟疾。

（4）狂痫。

（5）腋肿,肘挛,臂痛。

[操作] 直刺 0.5~1.0 寸。

6. 内关　络穴;八脉交会穴(通于阴维脉)

[定位] 在前臂前区,腕掌侧远端横纹上 2 寸,掌长肌腱与桡侧腕屈肌腱之间。

[主治] (1)心痛、胸闷、心动过速或过缓等心系病症。

　　　　(2)胃痛、呕吐、呃逆等胃腑病症。

　　　　(3)中风,偏瘫,眩晕,偏头痛。

　　　　(4)失眠、郁证、癫狂痫等神志病症。

　　　　(5)肘臂挛痛。

[操作] 直刺 0.5~1.0 寸。

7. 大陵　输穴;心包之原穴

[定位] 在腕前区,腕掌侧远端横纹中,掌长肌腱与桡侧腕屈肌腱之间。

[主治] (1)心痛、心悸、胸胁满痛。

　　　　(2)胃痛、呕吐、口臭等胃腑病症。

　　　　(3)喜笑悲恐、癫狂痫等神志疾患。

　　　　(4)臂、手挛痛。

[操作] 直刺 0.3~0.5 寸。

8. 劳宫　荥穴

[定位] 在掌区,横平第 3 掌指关节近端,第 2、3 掌骨之间偏于第 3 掌骨。简便取穴法:握拳,中指尖下是穴。

[主治] (1)中风昏迷、中暑等急症。

　　　　(2)心痛、烦闷、癫狂痫等心与神志疾患。

　　　　(3)口疮,口臭。

　　　　(4)鹅掌风。

［操作］ 直刺0.3~0.5寸。

9. 中冲 井穴

［定位］ 在手指,中指末端最高点。

［主治］ (1)中风昏迷、舌强不语、中暑、昏厥、小儿惊风等急症。

(2)热病,舌下肿痛。

［操作］ 浅刺0.1寸;或点刺出血。

第十节 手少阳三焦经

(一)经脉循行

手少阳三焦经起于无名指尺侧端(关冲),沿无名指尺侧缘,上过手背,出于前臂外侧尺骨、桡骨之间,过肘尖,沿上臂外侧,上行至肩后部(肩髎、天髎),向前进入缺盆,布于膻中,散络心包,向下穿过膈肌,依次属上、中、下三焦。

胸中分支:从膻中分出,向上出缺盆,至肩部项后,左右交会于大椎穴,上行至项,沿耳后(翳风),上行至耳上角,然后屈曲向下经面颊部,至目眶下。

耳部分支:从耳后(翳风)分出,进入耳中,出走耳前(过听宫、耳门等),经过上关穴前,在面颊部与前一分支相交,至目外眦(瞳子髎),与足少阳胆经相接(图2-10)。

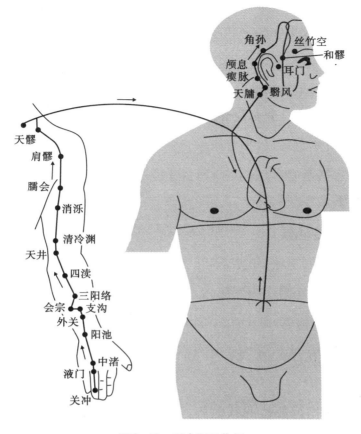

图 2-10　手少阳三焦经

1. 体表循行部分

起于无名指末端(关冲穴)→手背第 4、5 掌骨间→上肢外侧中间→肩→颈→耳面颊→目外眦(瞳子髎穴,足少阳经穴,交足少阳胆经)。

2.《灵枢·经脉》原文

三焦手少阳之脉,起于小指次指之端,上出两指之间,循手表腕,出臂外两骨之间,上贯肘,循臑外上肩,而交出足少阳之后,入缺盆,布膻中,散络心包,下膈,遍属三焦;自上至下依次联属三焦。

其支者,从膻中上出缺盆,上项,系耳后直上,出耳上角,以屈下颊至𫐐;其支者,从耳后入耳中,出走耳前,过客主人前,交颊,至目锐眦。

词解

▶手表腕:手背腕关节。

▶臂外两骨:尺骨与桡骨。

▶膻中:非指穴位,指胸中。

▶体内联系脏腑:属三焦、络心包。

▶联系器官:耳、目。

(二)主要病候

腹胀,水肿,遗尿,小便不利,耳聋,耳鸣,咽喉肿痛,目肿痛,颊肿,耳后,肩臂肘部外侧疼痛等症。

(三)主治概要

(1)头面五官病:头、目、耳、颊、咽喉病等。

(2)热病。

(3)经脉循行部位的其他病:正胸胁痛,肩臂外侧痛,上肢急、麻木、不遂等。

(四)本经腧穴(23)

1.关冲 井穴

[定位] 在手指,第4指末节尺侧,指甲根角侧上方0.1寸(指寸)。

[主治] (1)头痛、目赤、耳鸣、耳聋、喉痹、舌强等头面五官病症。

(2)热病,中暑。

[操作] 浅刺0.1寸;点刺出血。

2. 液门　荥穴

[定位]　在手背部,当第4、5指间,指蹼缘上方赤白肉际凹陷中。

[主治]　(1)头痛、目赤、耳鸣、耳聋、喉痹等头面五官热性病症。

　　　　(2)疟疾。

　　　　(3)手臂痛。

[操作]　直刺0.3~0.5寸。

3 中渚　输穴

[定位]　在手背,第4、5掌骨间,第4掌指关节近端凹陷中。

[主治]　(1)头痛、目赤、耳鸣、耳聋、喉痹等头面五官病症。

　　　　(2)热病,疟疾。

　　　　(3)肩背肘臂酸痛,手指不能屈伸。

[操作]　直刺0.3~0.5寸。

4. 阳池　三焦之原穴

[定位]　在腕后区,腕背侧远端横纹上,指伸肌腱的尺侧缘凹陷中。

[主治]　(1)目赤肿痛、耳聋、喉痹等五官病症。

　　　　(2)消渴,口干。

　　　　(3)腕痛,肩臂痛。

[操作]　直刺0.3~0.5寸。

5. 外关　络穴　八脉交会穴(通于阴维脉)

[定位]　在前臂后区,腕背侧远端横纹上2寸,尺骨与桡骨间隙中点。

[主治]　(1)热病。

　　　　(2)头痛、目赤肿痛、耳鸣、耳聋等头面五官病症。

　　　　(3)瘰疬。

（4）胁肋痛。

（5）上肢痿痹不遂。

[操作]　直刺0.5～1.0寸。

6.支沟　经穴

[定位]　在前臂后区,腕背侧远端横纹上3寸,尺骨与桡骨间隙中点。

[主治]　（1）耳聋,耳鸣,暴喑。

（2）胁肋痛。

（3）便秘。

（4）瘰疬。

（5）热病

[操作]　直刺0.5～1.0寸。

7 会宗

[定位]　在前臂后区,腕背侧远端横纹上3寸,尺骨的桡侧缘。

[主治]　（1）耳鸣,耳聋。

（2）上肢痹痛。

[操作]　直刺0.5～1.0寸。

8.三阳络

[定位]　在前臂后区,腕背侧远端横纹上4寸,尺骨与桡骨间隙中点。

[主治]　（1）耳聋、暴喑、齿痛等五官病症。

（2）手臂痛。

[操作]　直刺0.5～1.0寸。

9.四渎

[定位]　在前臂后区,肘尖下5寸,尺骨与桡骨间隙中点。

［主治］（1）耳聋、暴喑、齿痛、咽喉肿痛等五官病症。

（2）手臂痛。

［操作］　直刺0.5～1.0寸。

10．天井　合穴

［定位］　在肘后区,肘尖上1寸凹陷中。

［主治］（1）耳聋。

（2）癫痫。

（3）瘰疬,瘿气。

（4）偏头痛、胁肋痛、颈项肩臂痛等痛证。

［操作］　直刺0.5～1.0寸。

11．清冷渊

［定位］　在臂后区,肘尖与肩峰角连线上,肘尖上2寸。

［主治］　头痛、目痛、胁痛、扇臂痛等痛证。

［操作］　直刺0.8～1.2寸。

12．消泺

［定位］　在臂后区,肘尖与肩峰角连线上,肘尖上5寸。

［主治］　头痛、齿痛、项背痛等痛证。

［操作］　直刺1.0～1.5寸。

13．臑会

［定位］　在臂后区,肩峰角下3寸,三角肌的后下缘。

［主治］（1）瘰疬,瘿气。

（2）上肢痹痛。

［操作］　直刺1.0～1.5寸。

14．肩髎

［定位］　在三角肌区,肩峰角与肱骨大结节两骨间凹陷中。

[主治]　臂痛,肩重不能举。

[操作]　向肩关节直刺 1.0 ~ 1.5 寸。

15. 天髎

[定位]　在肩胛区,肩胛骨上角骨际凹陷中。

[主治]　肩臂痛,颈项强急。

[操作]　直刺 0.5 ~ 1.0 寸。

16. 天牖

[定位]　在颈部,横平下颌角,胸锁乳突肌的后缘凹陷中。

[主治]　(1)头痛、头眩、项强、目不明、暴聋、鼻衄、喉痹等头项、
　　　　　　五官病症。

　　　　　(2)瘰疬。

　　　　　(3)肩背痛。

[操作]　直刺 0.5 ~ 1.0 寸。

17. 翳风

[定位]　在颈部,耳垂后方,乳突下端前方凹陷中。

[主治]　(1)耳鸣、耳聋等耳疾。

　　　　　(2)口眼歪斜、面风、牙关紧闭、颊肿等面、口病症。

　　　　　(3)瘰疬。

[操作]　直刺 0.5 ~ 1.0 寸。

18. 瘈脉

[定位]　在头部,乳突中央,角孙与翳风沿耳轮弧形连线的上2/3
　　　　　与下 1/3 的交点处

[主治]　(1)头痛。

　　　　　(2)耳鸣,耳聋。

（3）小儿惊风。

［操作］　平刺0.3～0.5寸；点刺静脉出血。

19. 颅息

［定位］　在头部,角孙与翳风沿耳轮弧形连线的上 1/3 与下 2/3 的交点处。

［主治］　（1）头痛。

（2）耳鸣,耳聋。

（3）小儿惊风。

［操作］　平刺0.3～0.5寸。

20. 角孙

［定位］　在头部,耳尖正对发际处。

［主治］　（1）头痛,项强。

（2）疟腮,齿痛。

（3）目翳,目赤肿痛。

［操作］　平刺0.3～0.5寸；小儿腮用灯火灸。

21. 耳门

［定位］　在耳区,耳屏上切迹与下颌骨髁突之间的凹陷中。

［主治］　（1）耳鸣、耳聋、聤耳等耳疾。

（2）齿痛,颈颔痛。

［操作］　微张口,直刺0.5～1.0寸。

22. 耳和髎

［定位］　在头部,鬓发后缘,耳郭根的前方,浅动脉的后缘。

［主治］　（1）头痛,耳鸣。

（2）牙关紧闭,口歪。

［操作］ 避开动脉,平刺0.3～0.5寸。

23. 丝竹空

［定位］ 在面部,眉梢凹陷中。

［主治］ (1)癫痫。

(2)头痛、目眩、目赤肿痛、眼睑胸动等头目病症。

(3)齿痛。

［操作］ 平刺0.3～0.5寸。

第十一节　足少阳胆经

(一)经脉循行

足少阳胆经起于目外眦(瞳子髎),上至额角(颔厌),再向下至耳后(完骨),再折向上行至额部达眉上(阳白),复返向耳后(风池),再沿颈部侧面下行至肩上(肩井),于项后左右交会于大椎穴,然后前行入缺盆(图2–11)。

耳部分支:从耳后(完骨)分出,经翳风穴进入耳中,出走耳前(听会、上关),过听宫穴至目外眦后方。

眼外角分支:从目外眦分出,下行至下颌部的大迎穴处,与手少阳经分布于面颊部的支脉相合,复行至目眶下,再向下经过下颌角部(颊车),下行至颈部,经颈前人迎穴,与前脉会合于缺盆后,下入胸中,穿过膈肌,络肝,属胆。沿胁里浅出气街(腹股沟动脉处),绕阴部毛际,横向进入髋关节部(环跳)。

缺盆部直行分支:从缺盆分出,下行至腋,沿侧胸,过季胁(日月),下行至髋关节(环跳)处与前脉会合,再向下沿大腿外侧、膝关节外缘,行于腓骨前面,直下至腓骨下端(悬钟),浅出外踝之前(丘墟),沿足背下行,出于足第四足趾外侧端(足窍阴)。

足背分支:从足背(足临泣)分出,前行出足大趾外侧端(大敦),折回穿过爪甲,分布于足大趾爪甲后丛毛处,交于足厥阴肝经。

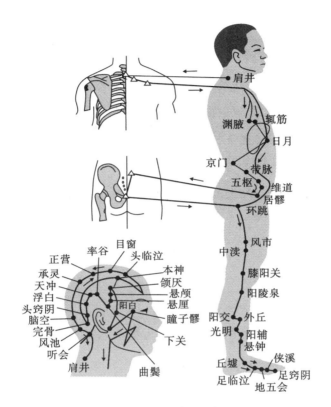

图 2-11　足少阳胆经

1. 体表循行部分

起于目外眦→耳前→额角→耳中→绕行侧头部→耳后→颈部→肩部→缺盆大迎→上行颧骨部(瞳子髎穴)→下行颊车→颈部→缺盆→腋→侧胸→季肋→髋关节部→向下沿大、小腿外侧下行→外踝前→进入体内联系脏腑→足背(足临泣)→足大趾(交足厥阴肝经)→第4趾外侧端(足窍阴)。

2.《灵枢·经脉》原文

胆足少阳之脉,起于目锐眦,上抵头角,下耳后,循颈行手少阳之前,至肩上,却交出手少阳之后,入缺盆。

其支者,从耳后入耳中,出走耳前,至目锐眦后。

其支者,别锐眦,下大迎,合于手少阳,抵于䪼,下加颊车,下颈合缺盆以下胸中,贯膈络肝属胆,循胁里,出气街,绕毛际,横入髀厌中。

其直者,从缺盆下腋,循胸过季胁,下合髀厌中,以下循髀阳,出膝外廉,下外辅骨之前,直下抵绝骨之端,下出外踝之前,循足跗上,入小指次指之间。

其支者,别跗上,入大指之间,循大指歧骨内出其端,还贯爪甲,出三毛。

词解

▶头角:额结节处。

▶毛际:耻骨阴毛部。

▶髀厌:即髀枢,股骨大转子部,当环跳穴处。

▶髀阳:大腿外侧。

▶外辅骨:腓骨。

▶绝骨:腓骨下段低凹处。

▶大指歧骨:第1、2跖骨结合部。

▶三毛:足大趾背毫毛。

▶体内联系脏腑:属胆、络肝。

▶联系器官目、耳。

(二)主要病候

口苦,目眩,疟疾,头痛,颔痛,目外眦痛,缺盆部肿痛,腋下肿,胸、胁、股及下肢外侧痛,足外侧痛,足外侧发热等症。

（三）主治概要

（1）头面五官病：侧头、目、耳、咽喉病等。

（2）肝胆病：黄疸、口苦、胁痛等。

（3）热病、神志病：发热、癫狂等。

（4）经脉循环部位的其他病症：下肢痹痛、麻木、不遂等。

（四）本经腧穴（44穴）

1. 瞳子髎

[定位]　在面部，目外眦外侧0.5寸凹陷中。

[主治]　（1）头痛。

　　　　　（2）目赤肿痛、羞明流泪、内障、目翳等目疾。

[操作]　平刺0.3～0.5寸；或用三棱针点刺出血。

2. 听会

[定位]　在面部，耳屏间切迹与下颌骨髁突之间的凹陷中。

[主治]　（1）耳鸣、耳聋、聤耳等耳疾。

　　　　　（2）齿痛，口眼歪斜。

[操作]　微张口，直刺0.5～0.8寸。

3. 上关

[定位]　在面部，颧弓上缘中央凹陷中。

[主治]　（1）耳鸣、耳聋、聤耳等耳疾。

　　　　　（2）齿痛、面痛、口眼歪斜、口噤等面口病症。

[操作]　直刺0.3～0.5寸。

4. 颔厌

[定位]　在头部，从头维至曲鬓的弧形连线（其弧度与鬓发弧度相应）的上1/4与下3/4交点处。

［主治］ （1）偏头痛,眩晕。

（2）惊痫。

（3）耳鸣、目外眦痛、齿痛等五官病症。

［操作］ 平刺0.5～0.8寸。

5.悬颅

［定位］ 在头部,从头维至曲鬓的弧形连线(其弧度与鬓发弧度相应)的中点处

［主治］ （1）偏头痛。

（2）目赤肿痛。

（3）齿痛

［操作］ 平刺0.5～0.8寸。

6.悬厘

［定位］ 在头部,从头维至曲鬓的弧形连线(其弧度与鬓发弧度相应)的上3/4与下1/4交点处。

［主治］ （1）偏头痛。

（2）目赤肿痛。

（3）耳鸣。

［操作］ 向后平刺0.5～0.8寸。

7.曲鬓

［定位］ 在头部,耳前鬓角发际后缘与耳尖水平线交点处。

［主治］ 头痛连齿、颊颔肿、口噤等头面病症。

［操作］ 平刺0.5～0.8寸。

8.率谷

［定位］ 在头部,耳尖直上入发际1.5寸。

[主治]　(1)头痛,眩晕。

　　　　(2)小儿急、慢惊风。

[操作]　平刺0.5～0.8寸。

9. 天冲

[定位]　在头部,耳根后缘直上,入发际2寸。

[主治]　(1)头痛。

　　　　(2)癫痫。

　　　　(3)齿龈肿痛。

[操作]　平刺0.5～0.8寸。

10. 浮白

[定位]　在头部,耳后乳突的后上方,从天冲至完骨的弧形连线
　　　　(其弧度与耳郭弧度相应)的上1/3与下2/3交点处。

[主治]　(1)头痛、耳鸣、耳聋、齿痛等头面病症。

　　　　(2)瘿气。

[操作]　平刺0.5～0.8寸。

11. 头窍阴

[定位]　在头部,耳后乳突的后上方,从天冲至完骨的弧形连线
　　　　(其弧度与耳郭弧度相应)的上2/3与下1/3交点处。

[主治]　(1)头痛,眩晕。

　　　　(2)耳鸣,耳聋。

[操作]　平刺0.5～0.8寸。

12. 完骨

[定位]　在头部,耳后乳突的后下方凹陷中。

[主治]　(1)癫。

（2）头痛、颈项强痛、喉痹、颊肿、齿痛、口歪等头项五官病症。

[操作] 平刺 0.5～0.8 寸。

13. 本神

[定位] 在头部,前发际上 0.5 寸,头正中线旁开 3 寸。

[主治] （1）癫痫,小儿惊风,中风。

（2）头痛,目眩。

[操作] 平刺 0.5～0.8 寸。

14. 阳白

[定位] 在头部,眉上 1 寸,瞳孔直上。

[主治] （1）前头痛。

（2）眼睑下垂,口眼歪斜。

（3）目赤肿痛、视物模糊、眼睑𥄧动等目疾。

[操作] 平刺 0.5～0.8 寸。

15. 头临泣

[定位] 在头部,前发际上 0.5 寸,瞳孔直上。

[主治] （1）头痛。

（2）目痛、目眩、流泪、目翳等目疾。

（3）鼻塞,鼻渊。

（4）小儿惊痫。

[操作] 平刺 0.5～0.8 寸。

16. 目窗

[定位] 在头部,前发际上 1.5 寸,瞳孔直上。

[主治] （1）头痛。

（3）小儿惊痫。

[操作]　平刺0.5~0.8寸。

17. 正营

[定位]　在头部,前发际上2.5寸,瞳孔直上。

[主治]　头痛、头晕、目眩等头目病症。

[操作]　平刺0.5~0.8寸。

18. 承灵

[定位]　在头部,前发际上4寸,瞳孔直上。

[主治]　（1）头痛,眩晕。

（2）目痛。

（3）鼻渊、鼻衄、鼻窒、多涕等鼻疾。

[操作]　平刺0.5~0.8寸。

19. 脑空

[定位]　在头部,横平枕外隆凸的上缘,风池直上。

[主治]　（1）热病。

（2）头痛,颈项强痛。

（3）目眩、目赤肿痛、鼻痛、耳聋等五官病症。

（4）惊悸,癫痫。

[操作]　平刺0.5~0.8寸。

20. 风池

[定位]　在颈后区,枕骨之下,胸锁乳突肌上端与斜方肌上端之间的凹陷中。

[主治]　（1）中风、癫痫、头痛、眩晕、耳鸣、耳聋等内风所致的

病症。

（2）感冒、鼻塞、衄血、目赤肿痛、口眼歪斜等外风所致的病症。

（3）颈项强痛。

［操作］　针尖微下，向鼻尖斜刺0.8～1.2寸；或平刺透风府穴。深部中间为延髓，必须严格掌握针刺的角度与深度。

21.肩井

［定位］　在肩胛区，第7颈椎棘突与肩峰最外侧点连线的中点。

［主治］　（1）颈项强痛，肩背疼痛，上肢不遂。

（2）难产、乳痈、乳汁不下、乳癖等妇产科及乳房疾患。

（3）瘰疬。

［操作］　直刺0.5～0.8寸。内有肺尖，不可深刺；孕妇禁针。

22.渊腋

［定位］　在胸外侧区，第4肋间隙中，在腋中线上。

［主治］　（1）胸满，胁痛。

（2）上肢痹痛，腋下肿。

［操作］　斜刺或平刺0.5～0.8寸，不可深刺，以免伤及脏器。

23.辄筋

［定位］　在胸外侧区，第4肋间隙中，腋中线前1寸。

［主治］　（1）胸满，气喘。

（2）呕吐，吞酸。

（3）胁痛，腋肿，肩背痛。

［操作］　斜刺或平刺0.5～0.8寸，不可深刺，以免伤及脏器。

24.日月　胆之募穴

［定位］　在胸部，第7肋间隙中，前正中线旁开4寸。

［主治］　（1）黄疸、胁肋疼痛等肝胆病症。

　　　　　（2）呕吐、吞酸、呃逆等肝胆犯胃病症。

［操作］　斜刺或平刺 0.5~0.8 寸,不可深刺,以免伤及脏器。

25. 京门　肾之募穴

［定位］　在上腹部,当第 12 肋骨游离端的下际。

［主治］　（1）小便不利、水肿等水液代谢失调的病症。

　　　　　（2）腹胀、肠鸣、腹泻等胃肠病症。

　　　　　（3）腰痛,胁痛。

［操作］　直刺 0.5~1.0 寸。

26. 带脉

［定位］　左侧腹部,第 11 肋骨游离端垂线与脐水平线的交点上。

［主治］　（1）月经不调、闭经、赤白带下等妇科经带病症。

　　　　　（2）疝气。

　　　　　（3）腰痛,胁痛。

［操作］　直刺 1.0~1.5 寸。

27. 五枢

［定位］　在下腹部,横平脐下 3 寸,髂前上棘内侧。

［主治］　（1）赤白带下、月经不调、阴挺、小腹痛等妇科病症。

　　　　　（2）疝气,少腹痛。

　　　　　（3）腰胯痛。

［操作］　直刺 1.0~1.5 寸。

28. 维道

［定位］　在下腹部,髂前上棘内下 0.5 寸。

［主治］　（1）阴挺、赤白带下、月经不调等妇科病症。

（2）疝气,少腹痛。

（3）腰胯痛。

［操作］　直刺或向前下方斜刺 1.0～1.5 寸。

29. 居髎

［定位］　在臀部,髂前上棘与股骨大转子最凸点连线的中点处。

［主治］　（1）腰腿痹痛,瘫痪。

（2）疝气,少腹痛。

［操作］　直刺 1.0～1.5 寸。

30. 环跳

［定位］　在臀部,股骨大转子最凸点与骶管裂孔连线的外 1/3 与内 2/3 交点处

［主治］　（1）腰胯疼痛、下肢痿痹、半身不遂等腰腿疾患。

（2）风疹。

［操作］　直刺 2～3 寸。

31. 风市

［定位］　在股部,髌底上 7 寸:直立垂手,掌心贴于大腿时,中指尖所指凹陷中,髂胫束后缘。

［主治］　（1）下肢痿痹、麻木及半身不遂等下肢疾患。

（2）遍身瘙痒。

［操作］　直刺 1.0～1.5 寸。

32. 中渎

［定位］　在股部,腘横纹上 7 寸,髂胫束后缘。

［主治］　下肢痿痹、麻木及半身不遂等下肢疾患。

［操作］　直刺 1.0～1.5 寸。

33. 膝阳关

[定位]　在膝部,股骨外上髁后上缘,股二头肌腱与髂胫束之间
　　　　的凹陷中。

[主治]　膝腘肿痛、挛急及小腿麻木等下肢、膝关节疾患。

[操作]　直刺 1.0～1.5 寸。

34. 阳陵泉　合穴;胆之下合穴;八会穴之筋会

[定位]　在小腿外侧,腓骨头前下方凹陷中。

[主治]　(1)黄疸、胁痛、口苦、呕吐、吞酸等肝胆犯胃病症。

　　　　(2)膝肿痛、下肢痿痹及麻木等下肢、膝关节疾患。

　　　　(3)小儿惊风。

[操作]　直刺 1.0～1.5 寸。

35. 阳交

[定位]　在小腿外侧,外踝尖上 7 寸,腓骨后缘。

[主治]　(1)惊狂、癫痫等神志病症。

　　　　(2)瘛。

　　　　(3)胸胁满痛。

　　　　(4)下肢痿痹。

[操作]　直刺 0.5～0.8 寸。

36. 外丘　郄穴

[定位]　在小腿外侧,外踝尖上 7 寸,骨前缘。

[主治]　(1)癫狂。

　　　　(2)胸胁胀满。

　　　　(3)下肢痿痹。

[操作]　直刺 0.5～0.8 寸。

37. 光明

[定位] 在小腿外侧,外踝尖上5寸,骨前缘。

[主治] (1)目痛、夜盲、近视、目花等目疾。

(2)胸乳胀痛。

(3)下肢痿痹。

[操作] 直刺0.5~0.8寸。

38. 阳辅

[定位] 在小腿外侧,外踝尖上4寸,腓骨前缘。

[主治] (1)偏头痛、目外眦痛、咽喉肿痛、腋下肿痛、胸胁满痛
等头面躯体痛证。

(2)瘰疬。

(3)下肢痿痹。

[操作] 直刺0.5~0.8寸。

39. 悬钟 八会穴之髓会

[定位] 在小腿外侧,外踝尖上3寸,腓骨前缘。

[主治] (1)痴呆、中风等髓海不足疾患。

(2)颈项强痛,胸胁满痛,下肢痿痹。

[操作] 直刺0.5~0.8寸。

40. 丘墟 胆之原穴

[定位] 在踝区,外踝的前下方,趾长伸肌腱的外侧凹陷中。

[主治] (1)目赤肿痛、目翳等目疾。

(2)颈项痛、腋下肿、胸胁痛、外踝肿痛等痛证。

(3)足内翻,足下垂。

[操作] 直刺0.5~0.8寸。

41. 足临泣　输穴;八脉交会穴(通于带脉)

[定位]　在足背,第 4、5 跖骨底结合部的前方,第 5 趾长伸肌腱
外侧凹陷中。

[主治]　(1)偏头痛、目赤肿痛、胁肋疼痛、足跗疼痛等痛证。

(2)月经不调,乳痈。

(3)瘰疬。

[操作]　直刺 0.5～0.8 寸。

42. 地五会

[定位]　在足背,第 4、5 跖骨间,第 4 跖趾关节近端凹陷中。

[主治]　(1)头痛、目赤肿痛、胁痛,足跗肿痛等痛证。

(2)耳鸣,耳聋。

(3)乳痈。

[操作]　直刺 0.3～0.5 寸。

43. 侠溪　荥穴

[定位]　在足背,第 4、5 趾间,趾蹼缘后方赤白肉际处。

[主治]　(1)惊悸。

(2)头痛、眩晕、颊肿、耳鸣、耳聋、目赤肿痛等头面五官
病症。

(3)胁肋疼痛、膝股痛、足跗肿痛等痛证。

(4)乳痈。

(5)热病。

[操作]　直刺 0.3～0.5 寸。

44. 足窍阴　井穴

[定位]　在足趾,第 4 趾末节外侧,趾甲根角侧后方 0.1 寸(指寸)。

［主治］　（1）头痛、目赤肿痛、耳鸣、耳聋、喉痹等头面五官病症。

　　　　　（2）胸胁痛，足跗肿痛。

［操作］　浅刺0.1~0.2寸；或点刺出血。

第十二节　足厥阴肝经

（一）经脉循行

足厥阴肝经：起于足大趾爪甲后丛毛处，下至足大趾外侧端（大敦），沿足背向上，至内踝前一寸处（中封），向上沿胫骨内侧前缘，至内踝上8寸处交出于足太阴脾经之后，上行过膝内侧，沿大腿内侧中线，进入阴毛中，绕阴器，抵小腹，上行至章门穴，循行至期门穴入腹，挟胃两旁，属肝，络胆。向上通过横膈，分布于胁肋部，沿喉咙之后，向上进入鼻咽部，上行连于目系（眼球后的脉络联系），出于额，直达头顶部，与督脉交会于巅顶百会穴（图2-12）。

"目系"分支：从目系走向面颊的深层，下行环绕口唇之内。

肝部分支：从肝分出，穿过横膈，向上流注于肺，交于手太阴肺经。

1.体表循行部分

起于足大趾外侧（大敦穴）→足背→内踝前（内踝上8寸与足太阴相交循行于其后）→大腿内侧→阴部→腹部进入体内联系脏腑（交手太阴肺经）→巅顶（交督脉）。

2.《灵枢·经脉》原文

肝足厥阴之脉，起于大指丛毛之际，上循足跗上廉，去内踝一寸，上踝八寸交出太阴之后，上腘内廉，循股阴入毛中，过阴器，抵小腹，挟胃属肝络胆，上贯膈，布胁肋，循喉咙之后，上入颃颡，连目系，上出额，与督脉会于巅；其支者，从目系下颊里，环唇内;其支者,复从肝别贯膈,上注肺。

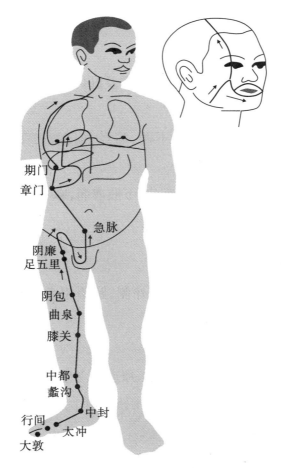

期门
章门
急脉
阴廉
足五里
阴包
曲泉
膝关
中都
蠡沟
中封
行间
太冲
大敦

图2-12　足厥阴肝经

词解

▶股阴:大腿内侧。

▶颃颡:鼻咽部。

▶体内联系脏腑:属肝、络胆;联系胃、肺。

▶联系器官:阴器、颃颡(鼻咽部)、目系、唇内。

（二）主要病候

腰痛，胸满，呃逆，遗尿，小便不利，疝气，少腹肿等症。

（三）主治概要

（1）肝胆病：黄疸，胸胁胀痛、呕逆及肝风内动所致的中风、头痛、眩晕、惊风等。

（2）妇科病：前阴病月经不调、痛经、崩漏、带下、遗尿、小便不利等。

（3）经脉循行部位的其他病症：下肢痹痛，麻木，不遂等。

（四）本经腧穴（14穴）

1．大敦　井穴

［定位］　在足趾，大趾末节外侧，趾甲根角侧后方0.1寸（指寸）。

［主治］　（1）疝气，少腹痛。

　　　　　（2）遗尿、癃闭、五淋、尿血等泌尿系病症。

　　　　　（3）月经不调、崩漏、阴缩、阴中痛、阴挺等月经病及前阴病症。

　　　　　（4）癫痫，善寐。

［操作］　浅刺0.1～0.2寸；或点刺出血。

2．行间　荥穴

［定位］　在足背，第1、2趾间，趾蹼缘后方赤白肉际处。

［主治］　（1）中风、癫痫、头痛、目眩、目赤肿痛、青盲、口歪等肝经风热病症。

　　　　　（2）月经不调、痛经、闭经、崩漏、带下等妇科经带病症。

　　　　　（3）阴中痛，疝气。

(4)遗尿、癃闭、五淋等泌尿系病症。

(5)胸胁满痛。

[操作]　直刺 0.5 ~ 0.8 寸。

3. 太冲　输穴;肝之原穴

[定位]　在足背,第 1、2 跖骨间,跖骨底结合部前方凹陷中,或触及动脉搏动。

[主治]　(1)中风、癫狂痫、小儿惊风、头痛、眩晕、耳鸣目赤肿痛、口歪、咽痛等肝经风热病症。

(2)月经不调、痛经、经闭、崩漏、带下、难产等妇科病症。

(3)黄疸、胁痛、腹胀、呕逆等肝胃病症。

(4)癃闭,遗尿。

(5)下肢痿痹,足跗肿痛。

[操作]　直刺 0.5 ~ 0.8 寸。

4. 中封　经穴

[定位]　在踝区,内踝前,胫骨前肌肌腱的内侧缘凹陷中。

[主治]　(1)疝气。

(2)阴缩,阴茎痛,遗精。

(3)小便不利。

(4)腰痛、少腹痛、内踝肿痛等痛证。

[操作]　直刺 0.5 ~ 0.8 寸。

5. 蠡沟　络穴

[定位]　在小腿内侧,内踝尖上 5 寸,胫骨内侧面的中央。

[主治]　(1)月经不调、赤白带下、阴挺、阴痒等妇科病症。

(2)小便不利。

117

(3)疝气,睾丸肿痛。

[操作] 平刺 0.5~0.8 寸。

6. 中都 郄穴

[定位] 在小腿内侧,内踝尖上 7 寸,胫骨内侧面的中央。

[主治] (1)疝气,小腹痛。

(2)崩漏,恶露不尽。

(3)泄泻。

[操作] 平刺 0.5~0.8 寸。

7. 膝关

[定位] 在膝部,胫骨内侧髁的下方,阴陵泉后 1 寸。

[主治] 膝髌肿痛,下肢痿痹。

[操作] 直刺 1.0~1.5 寸。

8. 曲泉

[定位] 在膝部,腘横纹内侧端,半腱肌肌腱内缘凹陷中。

[主治] (1)月经不调、痛经、带下、阴挺、阴痒、产后腹痛、腹中
包块等妇科病症。

(2)遗精,阳痿,疝气。

(3)小便不利。

(3)膝髌肿痛,下肢痿痹。

[操作] 直刺 1.0~1.5 寸。

9. 阴包

[定位] 在股前区,髌底上 4 寸,股薄肌与缝匠肌之间。

[主治] (1)月经不调。

(2)小便不利,遗尿。

（3）腰骶痛引少腹

[操作]　直刺 0.8～1.5 寸。

10. 足五里

[定位]　在股前区,气冲穴直下 3 寸,动脉搏动处。

[主治]　（1）少腹痛。

　　　　（2）小便不通,阴挺,睾丸肿痛。

　　　　（3）瘰疬。

[操作]　直刺 0.8～1.5 寸。

11. 阴廉

[定位]　在股前区,气冲穴直下 2 寸。

[主治]　（1）月经不调,带下。

　　　　（2）少腹痛。

[操作]　直刺 0.8～1.5 寸。

12. 急脉

[主治]　（1）少腹痛,疝气。

　　　　（2）阴挺。

[操作]　避开动脉,直刺 0.5～1.0 寸。

13. 章门　脾之募穴,八会穴之脏会

[定位]　在侧腹部,在第 11 肋游离端的下际。

[主治]　（1）腹痛、腹胀、肠鸣、腹泻、呕吐等胃肠病症。

　　　　（2）胁痛、黄疸、痞块（肝脾肿大）等肝脾病症。

[操作]　直刺 0.8～1 寸。

14. 期门　肝之募穴

[定位]　在胸部,第 6 肋间隙,前正中线旁开 4 寸。

[主治]　（1）胸胁胀痛、呕吐、吞酸、呃逆、腹胀、腹泻等肝胃病症。

（2）奔豚气。

（3）乳痈

[操作]　斜刺或平刺0.5～0.8寸,不可深刺,以免伤及内脏。

第十三节　奇经八脉

奇经八脉是指十二经脉之外的八条经脉,包括任脉、督脉、冲脉、带脉、阴跷脉、阳跷脉、阴维脉、阳维脉。奇者,异也。因其异于十二正经,共有八条,故称"奇经八脉"。它们既不直属脏腑,又无表里配合。其生理功能,主要是对十二经脉的气血运行起着溢蓄、调节作用。除督、任、带三脉外,其他五脉均左右对称分布。

八脉之中的督、任、冲三脉均起于胞中,同出会阴,故称"一源三歧"。其中督脉循行于腰背部正中,上至头面,具有总督一身之阳经的作用,故称"阳脉之海";任脉行于胸腹部正中,上抵颏部,具有总任一身之阴经的作用,故称"阴脉之海";冲脉与足少阴肾经并行,挟脐而上,环绕口唇,十二经脉均来汇聚,故称"十二经脉之海",或称"血海"。其中任、督二脉上行相接于唇内,合而为一,分而为二。一般任督二脉各有其循行的部位和所属的腧穴,故常与十二经脉相提并论,合称"十四经脉"。

奇经八脉的生理特点有三:①奇经八脉与脏腑无直接络属关系。②奇经八脉之间无表里配合关系。③奇经八脉的分布不像十二经脉分布遍及全身,人体的上肢无奇经八脉的分布。其走向也与十二经脉不同,除带脉外,余者皆由下而上循行。

奇经八脉的共同生理功能如下。

1. 密切十二经脉的联系

奇经八脉在循行分布过程中,不但与十二经脉交叉相接,加强了十二经脉之间的联系,补充了十二经脉在循行分布上的不足,而且对十二经脉的联系还起到分类组合及统领作用。如"阳维维于阳",组合所有的阳经;"阴维维于阴",组合所有的阴经;督脉"总督诸阳";任脉为"诸阴之海";冲脉通行上下,渗灌三阴、三阳;带脉"约束诸经";阴跷脉与阳跷脉均起于足踝,对下肢内外侧的阴经与阳经有协调作用。

2. 调节十二经脉的气血

奇经八脉错综分布、循行于十二经脉之间,当十二经脉气血旺盛有余时,则流注于奇经八脉,涵蓄备用;当人体活动需要或十二经脉气血不足时,则由奇经"溢出",渗灌于周身组织,予以补充。

3. 与某些脏腑密切联系

奇经与肝、肾等脏及女子胞、脑、髓等奇恒之府有着十分密切的关系,相互之间在生理、病理上均有一定的联系。如女子胞、脑髓主要与奇经直接联系;冲、任、督三脉均起于胞中,同出会阴,故称"一源三歧",带脉环腰一周,共同构成一个完整的系统,且与肝经相通,故与疝气及女子的经带胎产等密切相关。可见它们相互之间在生理和病理方面均有一定的影响。

(一)督脉

1. 循行部位

起于胞中,下出会阴,沿脊柱后面上行,至项后风府穴处进入颅内,络脑,属脑,并由项沿头部正中线,经头顶、额部、鼻部、上唇,到上唇系带(龈交)处(图2-13)。

分支:从腰部脊柱后面分出,络肾。

分支:从小腹内分出,直上贯脐中央,上贯心,至咽喉,向上至下颌部,环绕口唇,再向上到两目下部的中央。

2.生理功能

(1)调节阳经气血,为"阳脉之海":督脉循身之背,背为阳,说明督脉对全身阳经脉气具有统率、督促的作用。另外,六条阳经都与督脉交会于大椎穴,督脉对阳经有调节作用,故有"总督一身阳经"之说。

(2)反映脑、肾及脊髓的功能:督脉属脑,络肾。肾主骨生髓,脑为髓海。督脉与脑、肾、脊髓的关系十分密切。

(3)主生殖功能:督脉络肾,与肾气相通,肾主生殖,故督脉与生殖功能有关。

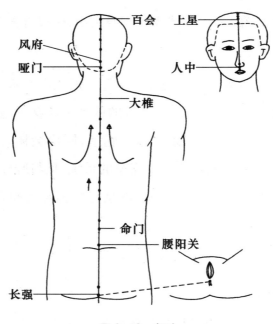

图2-13　督脉

（二）任脉

1. 循行部位

任脉起于胞中,下出于会阴,经阴阜,沿腹部正中线上行,经咽喉部（天突穴）到达下唇内,左右分行,环绕口唇,交会于督脉之龈交穴,再分别通过鼻翼两旁,上至眼眶下（承泣穴）,交于足阳明经（图 2-14）。

分支:从胞中出,向后与冲脉偕行于脊柱前。

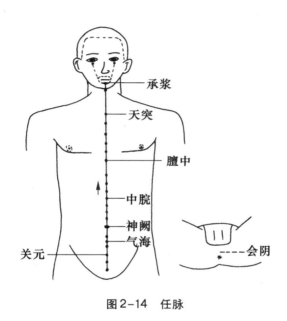

图 2-14　任脉

2. 生理功能

（1）调节阴经气血,为"阴脉之海":任脉循行于腹部正中,腹为阴,说明任脉对一身阴经脉气具有总揽、总任的作用。另外,足三阴经在小腹与任脉相交,手三阴经借足三阴经与任脉相通,因此任脉对阴经气血有调节作用,故有"总任诸阴"之说。

（2）调节月经,妊养胎儿:任脉起于胞中,具有调节月经,促进女子生殖功能的作用,故有"任主胞胎"之说。

(三)冲脉

1.循行部位

起于胞宫,下出于会阴后,从气街部起与足少阴肾经相并,挟脐上行,散入胸中,再上行,经咽喉,环绕口唇,至目眶下(图2-15)。

分支:自会阴下行,沿大腿内侧进入腘窝,再沿胫骨内缘,下行到足底。其支脉,从内踝后分出,向前斜入足背,进入大趾。

分支:自会阴上行于脊柱前,向后与督脉相通,上行于脊柱内。

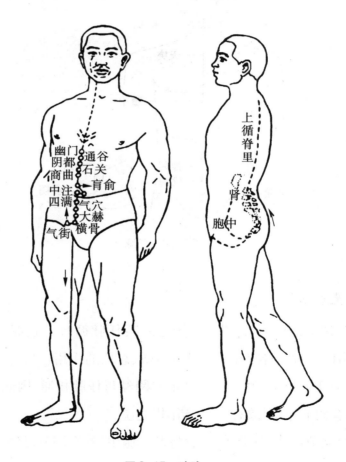

图2-15 冲脉

2. 生理功能

(1) 调节十二经气血：冲脉上至于头，下至于足，贯串全身，为总领诸经气血的要冲。当经络脏腑气血有余时，冲脉能加以涵蓄和贮存；经络脏腑气血不足时，冲脉能给予灌注和补充，以维持人体各组织器官正常生理活动的需要。故有"十二经脉之海""五脏六腑之海"和"血海"之称。

(2) 主生殖功能：冲脉起于胞宫，又称"血室""血海"。冲脉有调节月经的作用。冲脉与生殖功能关系密切，女性"太冲脉盛，月事以时下，故有子"。"太冲脉衰少，天癸竭地道不通"。这里所说的"太冲脉"，即指冲脉而言。另外，男子或先天冲脉未充，或后天冲脉受伤，均可导致生殖功能衰退。

(四) 带脉

1. 循行部位

带脉起于季胁，斜向下行到带脉穴，绕身一周。在腹前，带脉下垂到少腹（图2-16）。

2. 生理功能

约束纵行的各条经脉，司妇女带下。

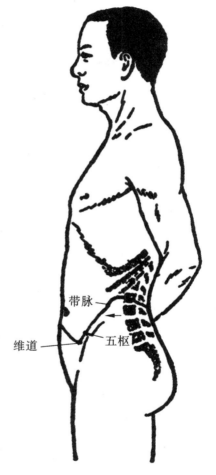

带脉

维道　　　五枢

图2-16　带脉

（五）阴跷脉

1. 循行部位

阴跷脉起于内踝下照海穴,沿内踝后直上下肢内侧,经前阴,沿腹、胸过缺盆,出行于人迎穴之前,经鼻旁,到目内眦,与手足太阳、阳跷脉会合(图2-17)。

2. 生理功能

控制眼睑的开合和肌肉的运动。

（六）阳跷脉

1. 循行部位

阳跷脉起于外踝下申脉穴,沿外踝后上行,经腹部,沿胸部后外侧,经肩部、颈外侧,上挟口角,到达目内眦,与手足太阳经、阴跷脉会合,再上行进入发际,向下到达耳后,与足少阳经会合于项后(图2-18)。

2. 生理功能

控制眼睑的开合和肌肉的运动。

（七）阴维脉

1. 循行部位

阴维脉起于小腿内侧足三阴经交会之处,沿下肢内侧上行,至腹部,与足太阴脾经同行到胁部,与足厥阴肝经相合,再上行至咽喉部,与任脉相会(图2-19)。

2. 生理功能

维脉的“维”字,有维系、维络的意思。阴维具有维系阴经的作用。

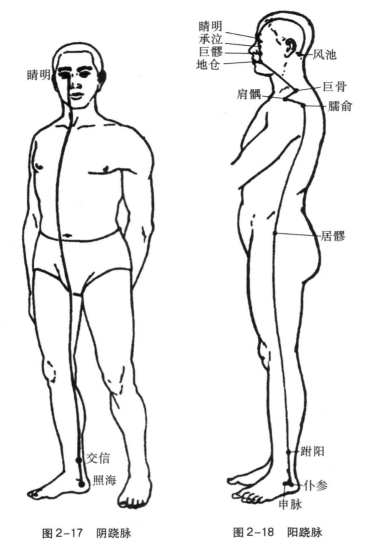

睛明

睛明
承泣
巨髎
地仓
肩髃
风池
巨骨
臑俞

居髎

跗阳
交信
照海
仆参
申脉

图2-17　阴跷脉　　　　　图2-18　阳跷脉

（八）阳维脉

1.循行部位

阳维脉起于外踝下，与足少阳经并行，沿下肢外侧上行，经躯干部后外侧，从腋后上肩，经颈部、耳后，前行到额部，分布于头侧及项后，与督脉会合（图2-20）。

2. 生理功能

维系阳经。

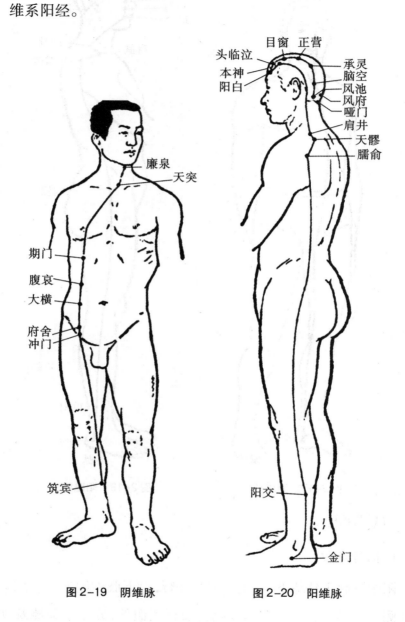

目窗　正营
头临泣
本神
阳白
廉泉
天突
期门
腹哀
大横
府舍
冲门
筑宾

承灵
脑空
风池
风府
哑门
肩井
天髎
臑俞
阳交
金门

图2-19　阴维脉　　　　图2-20　阳维脉

第三章 常见病的治疗

一、腹痛

（一）选用药物

荜拔

[功效]　温中散寒，下气止痛。

[性味]　性热、味辛。

[归经]　胃、大肠经。

[用法]　研细粉敷于神阙穴，或随普通软膏就膏贴于脐部（根据病情 6 小时左右）。

（二）选用穴位

1. 中脘

[定位]　在上腹部，前正中线上，脐上 4 寸处。

[主治]　胃痛，呕吐，呃逆，反胃，腹痛，泄泻，痢疾，黄疸，水肿。

[操作]　直刺 1.0～1.5 寸艾柱灸 5～10 壮；或艾条灸 15～30 分钟。

2. 天枢

[定位]　位于腹部，横平脐中，前正中线旁开 2 寸。

[主治]　腹痛、腹胀、便秘、腹泻、痢疾、月经不调、痛经。

[操作]　直刺 1.0～1.5 寸。

3. 关元

[定位]　位于脐下 3 寸处。

[主治]　中风脱症,肾虚气喘,遗精,阳痿,疝气,遗尿,尿频,尿血,月经不调,痛经,经闭,带下,崩漏,腹痛,泄泻,痢疾及尿路感染,功能性子宫出血,子宫脱垂。

[操作]　直刺 1.0～1.5 寸。艾柱灸 7～10 壮;或艾条灸 15～30 分钟。

4. 气海

[定位]　在下腹部。前正中线上,当脐中下 1.5 寸。

[主治]　虚脱,腹痛,泄泻,月经不调,痛经,崩漏,带下,遗精,阳痿,遗尿,疝气,尿路感染。

5. 水道

[定位]　位于下腹部,当脐中下 3 寸,距前正中线 2 寸。

[主治]　小腹胀满,小便不利,痛经,不孕,疝气。

[操作]　1.0～1.5 寸。

二、胃脘痛

(一)选用药物

元胡,小茴香

[功效]　活血散瘀、理气止痛、调月经、散寒、祛寒止痛。

[归经]　心、脾、肝、胃经。

[性味]　辛、温。

[主治] 胃脘痛、痛经、经闭。

[用法] 研细粉贴敷。

(二)选用穴位

1. 中脘

[定位] 在上腹部,前正中线上,脐上 4 寸处。

[主治] 胃痛,呕吐,呃逆,反胃,腹痛,泄泻,痢疾,黄疸,水肿。

[操作] 直刺 1.0 ~ 1.5 寸艾柱灸 5 ~ 10 壮;或艾条灸 15 ~ 30 分钟。

2. 天枢

[定位] 位于腹部,横平脐中,前正中线旁开 2 寸。

[主治] 腹痛、腹胀、便秘、腹泻、痢疾、月经不调、痛经。

[操作] 直刺 1.0 ~ 1.5 寸。

3. 关元

[定位] 位于脐下 3 寸处。

[主治] 中风脱症,肾虚气喘,遗精,阳痿,疝气,遗尿,,尿频,尿血,月经不调,痛经,经闭,带下,崩漏,腹痛,泄泻,痢疾及尿路感染,功能性子宫出血,子宫脱垂。

[操作] 直刺 1.0 ~ 1.5 寸。艾柱灸 7 ~ 10 壮;或艾条灸 15 ~ 30 分钟。

4. 气海

[定位] 在下腹部。前正中线上,当脐中下 1.5 寸。

[主治] 虚脱,腹痛,泄泻,月经不调,痛经,崩漏,带下,遗精,阳痿,遗尿,疝气,尿路感染。

[操作]　直刺1.0～1.5寸。艾柱灸5～10壮;或艾条灸15～30分钟。

5.归来

[定位]　当脐中下4寸,距前正中线2寸。

[主治]　腹痛,疝气,月经不调,白带,阴挺。

[操作]　直刺1.0～1.5寸。

三、腹胀

(一)选用药物

厚朴,枳壳

[性味]　性温、味苦。

[归经]　胃、肺、脾、大肠经。

[主治]　湿阻中焦、脾胃气滞之胀满,食积或便秘腹胀、咳喘痰多。

(二)选用穴位

1.太冲

[定位]　位于足背侧,第1、2跖骨结合部之前凹陷处。

[主治]　头痛,眩晕,疝气,月经不调,癃闭,遗尿,小儿惊风,癫狂,痫证,肋痛,腹胀,黄疸,呃逆,目赤肿痛。

[操作]　直刺0.5～0.8寸;可灸。

2.三阴交

[定位]　在内踝尖直上三寸,胫骨后缘。

[主治]　肠鸣、腹泻、胃痛、脾虚泄泻、带下、遗精、阳痿、早泄、失眠、心慌、胸闷。

[操作]　直刺 1.0 ~ 1.5 寸,孕妇禁针。

四、腹泻

(一)选用药物

米壳

[性味]　酸、涩、微寒。

[归经]　肺、大肠、肾经。

[主治]　用于久泻久痢,久咳虚咳,脘腹胀痛,筋骨酸痛。

[操作]　研细末贴敷。

(二)选用穴位

1. 天枢

[定位]　位于腹部,横平脐中,前正中线旁开 2 寸。

[主治]　腹痛、腹胀、便秘、腹泻、痢疾、月经不调、痛经。

[操作]　直刺 1.0 ~ 1.5 寸。

2. 归来

[定位]　当脐中下 4 寸,距前正中线 2 寸。

[主治]　腹痛,疝气,月经不调,白带,阴挺。

[操作]　直刺 1.0 ~ 1.5 寸。

3. 气海

[定位]　在下腹部。前正中线上,当脐中下 1.5 寸。

[主治]　虚脱,腹痛,泄泻,月经不调,痛经,崩漏,带下,遗精,阳痿,遗尿,疝气,尿路感染。

4. 水道

[定位]　位于下腹部,当脐中下 3 寸,距前正中线 2 寸。

[主治]　小腹胀满,小便不利,痛经,不孕,疝气。

[操作]　直刺 1.0～1.5 寸。

五、便秘

(一)选用药物

大黄

[性味]　味苦,寒。

[归经]　胃、大肠、肝经。

[主治]　实热便秘,食积脾满,痢疾初起,瘀停经闭,湿热黄疸。

[操作]　打碎研细粉贴敷。

(二)选用穴位

1. 天枢

[定位]　位于腹部,横平脐中,前正中线旁开 2 寸。

[主治]　腹痛、腹胀、便秘、腹泻、痢疾、月经不调、痛经。

[操作]　直刺 1.0～1.5 寸。

2. 归来

[定位]　当脐中下 4 寸,距前正中线 2 寸。

[主治]　腹痛,疝气,月经不调,白带,阴挺。

[操作]　直刺 1.0～1.5 寸。

3. 水道

[定位]　位于下腹部,当脐中下 3 寸,距前正中线 2 寸。

[主治]　小腹胀满,小便不利,痛经,不孕,疝气。

[操作]　直刺 1.0～1.5 寸。

六、小便频数

（一）选用药物

丁香

[性味]　味辛,性温。

[归经]　脾、胃、肺、肾经。

[主治]　脾胃虚寒,呃逆呕吐,小便频数,食少吐泻,心腹冷痛,肾虚阳痿。

[操作]　1~3克,研末外敷。

（二）选用穴位

气海

[定位]　在下腹部。前正中线上,当脐中下1.5寸。

[主治]　虚脱,腹痛,泄泻,月经不调,痛经,崩漏,带下,遗精,阳痿,遗尿,疝气,尿路感染。

[操作]　直刺1.0~1.5寸。

七、小便失禁

（一）选用药物

附子

[性味]　味辛、甘,性大热。

[归经]　心、肾、脾经。

[主治]　亡阳虚脱,肢冷脉微,心阳不足,胸痹心痛,虚寒吐泻,脘腹冷痛,肾阳虚衰,阳痿宫冷,阴寒水肿,阳虚外感,寒湿痹痛。

［操作］ 研末贴敷。

（二）选用穴位

1. 关元

［定位］ 位于脐下 3 寸处。

［主治］ 中风脱症,肾虚气喘,遗精,阳痿,疝气,遗尿,尿频,尿血,月经不调,痛经,经闭,带下,崩漏,腹痛,泄泻,痢疾及尿路感染,功能性子宫出血,子宫脱垂。

［操作］ 直刺 1.0～1.5 寸。艾柱灸 7～10 壮;或艾条灸 15～30 分钟。

2. 气海

［定位］ 在下腹部。前正中线上,当脐中下 1.5 寸。

［主治］ 虚脱,腹痛,泄泻,月经不调,痛经,崩漏,带下,遗精,阳痿,遗尿,疝气,尿路感染。

［操作］ 直刺 1.0～1.5 寸。

八、遗尿

（一）选用药物

肉桂

［性味］ 辛、甘,热。

［归经］ 心、肾、肝、脾经。

［主治］ 肾阳不足、命门火衰之阳痿、宫冷、畏寒肢冷。下元虚冷、虚阳上浮之上寒证。经寒痛经、闭经,寒疝腹痛。

［操作］ 研细末贴敷。

（二）选用穴位

关元

[定位]　位于脐下 3 寸处。

[主治]　中风脱症,肾虚气喘,遗精,阳痿,疝气,遗尿,尿频,尿血,月经不调,痛经,经闭,带下,崩漏,腹痛,泄泻,痢疾及尿路感染,功能性子宫出血,子宫脱垂。

[操作]　直刺 1.0 ~ 1.5 寸。艾柱灸 7 ~ 10 壮;或艾条灸 15 ~ 30 分钟。

九、尿浊

（一）选用药物

白芍

[性味]　味苦、酸,性微寒。

[归经]　归肝、脾经。

[主治]　血虚萎黄,月经不调,自汗,盗汗,肋痛,腹痛,四肢挛痛,头痛眩晕。

[操作]　研细末贴敷。

（二）选用穴位

1. 关元

[定位]　位于脐下 3 寸处。

[主治]　中风脱症,肾虚气喘,遗精,阳痿,疝气,遗尿,尿频,尿血,月经不调,痛经,经闭,带下,崩漏,腹痛,泄泻,痢疾及尿路感染,功能性子宫出血,子宫脱垂。

［操作］　直刺 1.0～1.5 寸。艾柱灸 7～10 壮;或艾条灸 15～30 分钟。

2. 气海

［定位］　在下腹部。前正中线上,当脐中下 1.5 寸。

［主治］　虚脱,腹痛,泄泻,月经不调,痛经,崩漏,带下,遗精,阳痿,遗尿,疝气,尿路感染。

［操作］　直刺 1.0～1.5 寸。

十、阳痿

(一)选用药物

小茴香

［性味］　性温,味辛。

［归经］　肝经、脾经、胃经、肾经。

［主治］　寒疝腹痛、睾丸偏坠、痛经、少腹冷痛、脘腹胀痛、食少吐泻。

［操作］　研末,加食盐少许,蜂蜜调和。敷肚脐,外用胶布贴紧,5～7 天换药 1 次。

(二)选用穴位

1. 肾俞

［定位］　在第二腰椎棘突旁开 1.5 寸处。

［主治］　遗尿,遗精,阳痿,月经不调,白带,水肿,耳鸣,耳聋,腰痛。

［操作］　直刺 0.5～1.0 寸。

2. 三阴交

［定位］　在内踝尖直上 3 寸,胫骨后缘。

[主治] 阳痿,小儿遗尿,失眠,遗精,水肿,小便不利,高血压。

[操作] 直刺1.0~1.5寸,孕妇禁针。

十一、早泄

(一)选用药物

白芷

[性味] 性温,味辛。

[归经] 胃经、大肠、肺经。

[主治] 早泄、头痛、鼻渊、鼻流清涕不止、溃疡性胃痛。

[操作] 烘干发脆,研细末,醋调成面团状。临睡前敷肚脐上,纱布盖上固定,一日一次,连续3~5次。

(二)选用穴位

1. 肾俞

[定位] 在第二腰椎棘突旁开1.5寸处。

[主治] 遗尿,遗精,阳痿,月经不调,白带,水肿,耳鸣,耳聋,腰痛。

[操作] 直刺0.5~1.0寸。

2. 三阴交

[定位] 在内踝尖直上三寸,胫骨后缘。

[主治] 阳痿,小儿遗尿,失眠,遗精,水肿,小便不利,高血压。

[操作] 直刺1.0~1.5寸,孕妇禁针。

十二、遗精

1 方(骨倍散)

[药物]　煅龙骨、五倍子各适量。

[性味归经]　性平,味涩、甘。归心经、肝经、肾经、大肠经。

[主治]　遗精遗尿,心悸,失眠,自汗盗汗。

[操作]　研细末,贴敷神阙穴。

2 方(白倍散)

[药物]　五倍子 15 克,白芷 10 克。

[性味归经]　性寒,味酸、涩,归大肠、肾经。

[主治]　遗精,脱肛,子宫下垂。

[操作]　研细末,贴敷神阙穴。

3 方(五倍子散)

[药物]　五倍子 20 克。

[性味]　性寒,味酸、涩,归大肠。

[主治]　遗精,涩肠止泻。

[操作]　研细末,贴敷神阙穴

4 方(五小散)

[药物]　五倍子,小茴香。

[性味]　辛,性温。

[主治]　遗精,痛经,尿痛,排便不畅。

[操作]　研细末,贴敷神阙穴。

5 方(紫丁膏)

[药物]　紫花 20 克,地丁 30 克。

[性味归经]　苦,寒,归心,肝经。

[主治]　遗精、疔疮、肝炎、肠炎、

[操作]　捣成膏状,贴敷于神阙穴。

十三、阳痿

1 方(葱白散)

[药物]　葱白 20 根。

[性味归经]　辛,温。归肺、胃经。

[主治]　阳痿、腹泻、厥逆。

[操作]　分 4 份加热,敷脐部或关元穴。

2 方(姜茴散)

[药物]　小茴香 50 克、炮姜 50 克。

[性味归经]　苦、辛、温。归脾、胃、肾、心、肺经。

[主治]　阳痿,腹痛泄泻,阳虚失血。

[操作]　研末,加食盐少许,用蜂蜜调和,贴肚脐神阙穴。

十四、早泄

1 方(露白芷散)

[药物]　露蜂房 20 克,白芷 20 克。

[性味归经]　辛,温。归胃、大肠、肺经。

[主治]　早泄、头痛、带下。

[操作]　烘干发脆,共研细末,醋调成面团状,贴敷于神阙穴。

2 方(回春散)

[药物]　人参 50 克,鹿茸 50 克,当归 300 克,巴戟天 600 克,附

子 600 克,肉桂 600 克,公丁香 300 克,仙灵脾 600 克,
肉苁蓉 500 克,蜈蚣 140 克,麝香 13 克。

[主治] 早泄,阳痿。

[操作] 先将麝香研末分放待用,再将其余药混合研末备用,温
开水调药细末成面圈壮贴敷于神阙穴上。

十五、男性不育

1 方

[药物] 巴戟天 30 克,川椒 10 克,淫羊藿 20 克,菟丝子 20 克,
熟地黄 30 克,红花 25 克,香附 25 克,人参 30 克。

[主治] 男性不育。

[操作] 以上药物研成细末,温开水调和成团,贴敷神阙穴。

2 方

[药物] 龟板 20 克,鳖甲 20 克,熟地黄 30 克,山药 30 克,山萸
肉 30 克,丹皮 30 克,王不留行 20 克,青皮 20 克,淫羊
藿 20 克。

[主治] 男性不育。

[操作] 研细末,贴敷神阙穴。

十六、高血压

1 方(吴川粉)

[药物] 吴茱萸 20 克(粉),川芎 20 克。

[性味归经] 辛,温。归肝、胆、心包经。

[主治] 高血压、风寒湿痹、肢节疼痛。

[操作] 研细末,贴敷神阙穴。

2 方（降压通脉散）

[药物] 天麻 20 克，钩藤 20 克，珍珠母 30 克，菊花 30 克，草决明 20 克，生地黄 30 克，赤芍 20 克，槐花 20 克，川芎 30 克，地龙 20 克，吴茱萸 20 克，冰片 20 克。

[主治] 高血压。

[操作] 以上中药研细末，贴敷神阙穴。

十七、心脏神经官能症

药方（黄桂散）

[药物] 黄连 10 克，肉桂 10 克

[性味归经] 辛、甘、热。归肾、脾、心、肝经。

[主治] 心脏神经官能症。

[操作] 上药共研细末，贴敷于神阙穴。

十八、面神经麻痹

药方

[药物] 胆南星 10 克，明雄 5 克，醋芫花 50 克，马钱子 2 克。

[主治] 面神经麻痹。

[操作] 上药研细末，贴敷神阙穴。

十九、面肌痉挛

1 方

[药物] 胆南星 8 克，明雄 3 克，醋芫花 50 克，黄芪 30 克，马钱子 1 克。

［主治］　面肌痉挛。

［操作］　研细末,贴敷神阙穴。

2 方

［药物］　天麻 10 克,防风 20,白芷 30 克,羌活 15 克,辛夷 5 克,细辛 3 克,全蝎 10 克,僵蚕 15 克,白附子 10 克。

［主治］　面肌痉挛。

［操作］　研细末,贴敷神阙穴。

3 方

［药物］　天麻 10 克,全蝎 15 克,防风 10 克,白芷 15 克,羌活 10 克,荆芥 15 克。

［主治］　面肌痉挛。

［操作］　研细末,贴敷神阙穴。

二十、头痛

1 方(白川膏)

［药物］　白芷 20 克,川芎 10 克,生石膏 5 克。

［主治］　头痛。

［操作］　研细末,贴敷神阙穴。

2 方(芥菜籽散)

［药物］　芥菜籽 15 克。

［性味归经］　辛,温,归肺经。

［主治］　头痛。

［操作］　研细末,贴敷神阙穴。

3 方(椒白散)

［药物］　胡椒 10 克,葱白 15 克,百草霜 15 克。

[主治]　头痛。

[操作]　研细末,贴敷神阙穴。

二十一、眩晕

1 方

[药物]　吴茱萸 100 克,龙胆草 50 克,土硫黄 10 克,朱砂 10 克,
明矾 30 克。

[主治]　眩晕。

[操作]　共研细末,贴敷神阙穴。

2 方

[药物]　吴茱萸 40 克,半夏 20 克,熟大黄 15 克,生姜 30 克,葱
白(带须)8 根。

[操作]　共研粗末,贴敷神阙穴每天一次。

二十二、三叉神经痛

1 方

[药物]　穿山甲末 200 克,厚朴 150 克,白芍 150 克,甘草 10 克,
乳香 20 克,没药 20 克。

[操作]　共研细末,贴敷神阙穴,每日一次。

2 方

[药物]　胆南星 10 克,明雄 10 克,醋芫花 60 克,马钱子 2 克,白
胡椒 10 克。

[操作]　共研细末,贴敷神阙穴,每日一次。

二十三、中风病

1 方

[药物] 黄芪 20 克,羌活 30 克,灵仙 20 克,乳香 15 克,没药 20 克,琥珀 10 克,肉桂 15 克。

[操作] 研成细末,用醋或酒调成糊状贴敷神阙穴,每日一次。

2 方(巴豆散)

[药物] 巴豆 5 粒。

[操作] 捣烂贴敷神阙穴,每日一次。

3 方

[药物] 银朱 10 克,枯矾 15 克,降香 20 克,艾绒 100 克。

[操作] 研细末,贴敷神阙穴,每日一次。

二十四、失眠

1 方

[药物] 丹参 20 克,远志 20 克,石菖蒲 30 克,硫黄 20 克。

[操作] 研细末,白酒适量调成膏状,贴于脐中,每日一次。

2 方(交泰丸)

[药物] 黄连 20 克,肉桂 20 克。

[操作] 共研细末,蜜调贴敷神阙穴,每日一次。

3 方

[药物] 珍珠层粉 20 克,丹参 15 克,硫黄 20 克。

[操作] 研细末,贴敷神阙穴,每日一次。

4 方

〔药物〕 三七 8 克,丹参 12 克,石菖蒲 30 克,远志 25 克,红花 15 克,香附 15 克。

〔操作〕 研细末,用白酒调成稠膏状,贴敷神阙穴,每日一次。

二十五、自汗盗汗

1 方(五倍子散)

〔药物〕 五倍子 30 克。

〔操作〕 研细末,用醋调敷神阙穴,每日一次。

2 方(五味子散)

〔药物〕 五味子 20 克。

〔操作〕 研细末,醋调敷神阙穴,每日一次。

3 方

〔药物〕 五倍子 100 克,白枯矾 100 克。

〔操作〕 研细末,醋调敷神阙穴,每日一次。

4 方

〔药物〕 煅龙骨 100 克,牡蛎 100 克。

〔操作〕 研细末,贴敷神阙穴,每日一次。

二十六、痹症

药方

〔药物〕 银朱 10 克,枯矾 12 克。

〔操作〕 研细末,贴敷神阙穴,每日一次。

二十七、糖尿病

[药物] 石膏 10 克,知母 5 克,生地 10 克,党参 10 克,炙甘草 20 克,玄参 10 克,天花粉 10 克,黄连 10 克,粳米 5 克。

[操作] 研细末,贴敷神阙穴,每日一次。

二十八、月经不调

1 方

[药物] 党参 10 克,白术 20 克,干姜 20 克,炙甘草 10 克,硫黄 30 克。

[操作] 研细末,贴敷神阙穴,每日一次。

2 方(活调散)

[药物] 桃仁 20 克,红花 15 克,当归 20 克,香附 15 克,肉桂 20 克,白芍 15 克,吴茱萸 15 克,小茴香 15 克,郁金 20 克,枳壳 20 克,乌药 10 克,五灵脂 15 克,僵蚕 20 克,蒲黄 15 克,熟地黄 20 克。

[操作] 研细末,贴敷神阙穴,每日一次。

3 方

[药物] 当归 20 克,川芎 20 克,白芍 20 克,五灵脂 15 克,元胡 15 克,肉苁蓉 15 克,苍术 15 克,白术 15 克,乌药 20 克,小茴香 15 克,陈皮 15 克,半夏 10 克,白芷 10 克,柴胡 15 克,黄连 10 克,吴茱萸 10 克。

[操作] 研细末,贴敷神阙穴,每日一次。

二十九、痛经

1 方

[药物] 白芥子10克,面粉200克。

[操作] 白芥子捣为细末,加入面粉,用水调匀,制成饼症,贴敷神阙穴,每日一次。

2 方

[药物] 肉桂10克,吴茱萸15克,茴香30克。

[操作] 共研细末,白酒适量调敷神阙穴,每日一次。

3 方(香没散)

[药物] 乳香20克,没药20克。

[操作] 研细末,温水调敷神阙穴,每日一次。

4 方

[药物] 白芷10克,五灵脂15克,青盐10克。

[操作] 研细末,贴敷神阙穴,每日一次。

三十、闭经

1 方

[药物] 白胡椒10克,黄丹20克,火硝15克。

[操作] 研细末,用黄酒调敷贴敷神阙穴,每日一次。

2 方

[药物] 柴胡15克,当归30克,川芎30克,红花20克,丹参30克,益母草20克。

[操作] 研细末,贴敷神阙穴,每日一次。

三十一、崩漏

1 方

[药物] 益智仁 20 克,沙苑子 30 克,焦艾叶 50 克。

[操作] 研细末,贴敷神阙穴,每日一次。

2 方

[药物] 烟叶 20 克,生盐 20 克。

[操作] 研细末,贴敷神阙穴,每日一次。

三十二、带下

1 方

[药物] 芡实 40 克,桑螵蛸 50 克,白芷 35 克。

[操作] 研细末,用醋调敷神阙穴,每日一次。

2 方

[药物] 丁香 10 克,木香 10 克,吴茱萸 15 克,肉桂 20 克。

[操作] 研细末,贴敷神阙穴,每日一次。

3 方

[药物] 党参 15 克,白术 20 克,炙甘草 15 克,干姜 10 克。

[操作] 研细末,贴敷神阙穴,每日一次。

第四章　临床验案

一、胃脘痛

1. 刘某,女,40 岁,就诊日期 2013 年 3 月 1 日。

主诉:胃脘疼痛 20 年余,加重 5 天。

病史:患者 20 年前无明显诱因发作胃脘疼痛,伴腹胀,反酸,全身乏力,口苦,在多家医院治疗,口服胃友,摩罗丹等药物有所缓解,效果不佳,患者 5 天前上述症状加重,今日特来门诊治疗,症见:精神可,胃脘疼痛,口苦,咽干,纳差,舌质淡,苔薄白,脉细弱。

中医诊断:胃脘痛 脾胃虚弱证

西医诊断:慢性胃炎

治　　法:健脾益气,和胃止痛

处方:

[药物]　当归 4 克,白芷 4 克,乌药 4 克,小茴香 4 克,大茴香 4 克,香附 4 克,木香 2 克,乳香 1 克,丁香 1 克,肉桂 1 克,沉香 1 克,麝香 0.15 克。

[制法]　上述药物打粉

[用法]　烘热,敷于神阙穴,以温灸膏盖之,也可用于寒凝气滞引起的为腹部疼痛或胀满。

针刺:

[穴位] 足三里、中脘、三阴交、关元、气海

[操作] 常规消毒,上述穴位直刺 0.5~1.0 寸,一日一次,捻转平补平泻。

疗效:治疗 1 天后症状明显减轻,1 周后症状完全改善。随访至今未复。

2. 刘某某,男,41 岁,就诊日期 2019 年 7 月 12 日。

主诉:胃脘部疼痛不适半年。

病史:患者半年前因饮食不注意,嗜食烟酒,辛辣,冷饮,出现胃脘部疼痛不适伴胃胀,曾在医院治疗,具体用药不详,效果欠佳。今来本服务中心诊治,症见:胃脘部疼痛,舌体胖大,苔白厚腻,脉滑。

中医诊断:胃脘痛 脾虚痰阻气滞证

西医诊断:胃炎

治 法:健脾化湿,消痰除胀

处方:

[药物] 黄芪 20 克,党参 15 克,白术 120 克,茯苓 60 克,山药 20 克,炙甘草 20 克,半夏 60 克,陈皮 20 克,香附 60 克,木香 15 克,六神曲、麦芽焦山楂、枳实各 60 克,黄连、吴茱萸、白蔻仁、益智仁各 20 克,当归、白芍各 60 克。

[制法] 将上药用麻油熬,黄丹收膏。

[用法] 敷神阙中、脘穴,以温灸膏固定,也可用于腹胀不思饮食,泄泻等症。

针刺:

[穴位] 中脘、天枢、气海、足三里、三阴交、太冲

［操作］ 常规消毒,上述穴位直刺 0.5~1.0 寸,一日一次,捻转平补平泻。

疗效:脐疗及针刺 1 次后胃疼胃胀好转,1 周后完全恢复。嘱注意饮食,随访至今未复发。

3.袁某某,女,40 岁,就诊日期 2019 年 05 月 16 日。

主诉:胃部疼痛伴失眠 3 月余

病史:患者 3 月前,因与家人生气后胃部不适伴失眠,曾在药店自行购买吗丁啉,服用后效果欠佳,今来本中心诊治。症见:胃脘部胀痛不适伴失眠,舌质淡,苔薄白,脉弦数。

中医诊断:胃脘痛 肝气犯胃证

西医诊断:胃炎

治　　法:健脾和胃,疏肝理气,解郁安神

处方:

［药物］ 柴胡 20 克,白芍 15 克,赤芍 20 克,枳壳 30 克,吴茱萸20 克,黄连 20 克,陈皮 60 克,香附 30 克,木香 15 克,川芎 30 克。

［制法］ 将上药打为碎末,醋调成小饼状。

［用法］ 烘热,敷于神阙、双涌泉;神阙处灸 5~6 柱。

针刺:

［穴位］ 百会、四神聪、中脘、气海、关元、足三里、太冲

［操作］ 常规消毒,上述穴位针刺 0.5~1.0 寸,一日一次,太冲以泻法,余穴捻转平补平泻。

疗效:现治疗 1 天后症状减轻,3 天后症状明显好转,1 周后能安然入睡。

二、神经性耳鸣

刘某,男,50 岁,就诊日期:2017 年 3 月 1 日。

主诉:耳鸣 20 余天。

病史:患者 20 天前无明显诱因出现耳闷耳胀,继而耳鸣如蝉叫声,在当地医院就诊,给予六味地黄丸等药物效果不佳,今日来门诊就诊,症见:精神可,神志清,右侧耳鸣如蝉叫声,头昏,未见明显头痛,二便可,舌质淡,苔薄黄,脉弦。

中医诊断:耳鸣 风热侵袭证

西医诊断:神经性耳鸣

治　　法:疏通经络,开窍醒神

处方:

[药物]　金银花 20 克,连翘 20 克,牛蒡子 30 克,芦根 30 克,薄荷 20 克,桔梗 20 克。

[制法]　将上药打为碎末,醋调成小饼状。

[用法]　烘热,敷于神阙、双侧阳陵泉。

针刺:

[穴位]　耳门、听宫、听会、中渚、内关

[操作]　取坐位,常规消毒,内关行提插捻泻法止得气,中渚斜刺行捻转泻法。

三、腰痛

康某某,男,59 岁,就诊日期:2018 年 7 月 12 日。

主诉:腰部疼痛不适半年。

病史:患者半年前,因劳累后出现腰部疼痛不适,曾去推拿店按摩,医院给予药物治疗,具体用药不详,效果欠佳。今来我中心诊治,症见:精神欠佳,腰部疼痛不适,舌暗,苔白,脉弦;X 片检查提示腰椎增生。

中医诊断:腰痹 瘀血阻滞

西医诊断:腰椎增生

治　　法:活血化瘀,止疼。

处方:

[药物]　韭子 30 克,蛇床子 30 克,附子 30 克,官桂 30 克,独头蒜 500 克,川椒 90 克,硫磺 18 克,母丁香 18 克,元寸 9 克。

[制法]　前 6 味药用香油 1 升浸 10 日,加黄丹熬成膏。后 3 味药共研末,加蒜捣为丸,如豆大,备用。

[用法]　先将药丸 1 粒填脐内,外贴上膏,3 日换药 1 次,也可用于肾虚腰痛。

针刺:

[穴位]　肾俞、大肠腧、腰阳关、委中

[操作]　常规消毒,上述穴位针刺 1.0 ~ 1.5 寸,一日一次,腰阳关、委中泻法,余穴位捻转平补平泻。

疗效:针灸 1 天后症状减轻,1 周后症状明显好转,10 天 后症状消失。嘱平时注意休息,适当锻炼。随访至今未复发。

四、头痛

庞某某,男,47 岁,就诊日期:2018 年 11 月 25 日

主诉:头疼 20 年

病史:患者 20 年前因受凉后,出现头痛,头沉,后每逢寒风,偏侧

头痛加重。曾在市立医院行脑 CT 检查(-),后在多家医院治疗效果欠佳,今来我中心颈部检查示(-)。症见:头痛,痛苦面容,舌质淡,舌白腻,脉滑。刻下测血压 128/80 mmHg。

中医诊断:头痛 风寒证

西医诊断:偏头痛

治　　法:祛风散寒止痛

处方:

[药物]　胡椒、葱白、百草霜各适量。

[制法]　上药捣成丸剂。

[用法]　纳脐中。

针刺:

[穴位]　百会、四神聪、太阳穴、上星、合谷

[操作]　常规消毒,上述穴位针刺 1.0～1.5 寸,一日一次,太阳穴、合谷以泻法,余穴捻转平补平泻。

疗效:经治疗 1 天后,头痛有所好转,1 周后症状明显 减轻,半月后完全恢复,后随访未复发。

五、中风

1.苗某某,男 64 岁,就诊日期:2018 年 3 月 26 日。

主诉:右侧上下肢活动不灵活 2 月余。

病史:患者 2 月前,因头痛,头晕伴右侧肢体麻木,活动受限,便去菏泽市中医院诊治,CT 显示脑梗,曾有高血压病史,病情稳定后,今来我中心诊治。症见:神志清,精神可,上下肢活动不灵,舌暗,苔白,脉弦细。

中医诊断:中风 气虚血瘀证

西医诊断:脑梗塞

治   法:活血化瘀,补气养血。

处方:

[药物] 吴茱萸100克,龙胆草50克,土硫磺20克,朱砂15克,明矾30克。

[制法] 共研细末。

[用法] 敷于神阙穴,并敷涌泉穴,以代温灸膏固定,也可用于肝阳上亢眩晕。

针刺:

[穴位] 百会、四神聪、头针上下肢体运动区,上肢配合肩髃、曲池、合谷;下肢配血海、阳陵泉、足三里。

[操作] 常规消毒,针刺0.5~1.0寸,诸穴平补平泻,针刺后配合推拿康复治疗。

疗效:现治疗一周后,手能拿握力器,下肢能独立站立5分钟,1月后,上肢抬举灵活,手部有力,下肢能够活动行走,2月后患者能够基本独立。随访配合锻炼。

2.周某某,女,58岁,就诊日期:2020年1月2日。

主诉:左侧上肢活动不灵伴失语2月。

病史:患者既往有高血压、脑梗塞病史,2月前因血压高,头疼、头晕,下肢活动不灵,失语伴呛咳,便去某医院检查,诊断为脑梗塞,经治疗症状有所好转。患者为进一步治疗,今日来本服务中心针灸科。症见:精神可,神志清,语言不清,左侧上下肢活动受限,舌质暗,苔白腻,脉弦细。查体:左上下肢肌力2级,左侧肌张力增高

中医诊断:中风 气虚血瘀证

西医诊断:脑梗塞

治　　法:醒脑开窍、益气活血。

处方:

[药物]　吴茱萸 100 克,龙胆草 50 克,土硫磺 20 克,朱砂 15 克,
　　　　明矾 30 克。

[制法]　共研细末。

[用法]　敷于神阙穴,并敷涌泉穴,以代温灸膏固定,也可用于肝
　　　　阳上亢眩晕。

针刺:

[穴位]　四神聪、百会、曲池、手三里、合谷、上八邪、血海、足三
　　　　里、阴陵泉、三阴交、太冲。

[操作]　常规消毒,针刺 0.5~1.0 寸,诸穴平补平泻,针刺后配
　　　　合推拿康复治疗。

疗效:患者治疗一周后,症状有所好转;半月后,症状明显减轻,上
肢手部可以握拿东西吃,下肢活动有力,呛咳也减轻;1 月半月后,患
者可以进行简单的身体锻炼,血压基本正常。

六、颈椎病

1. 李某某,女,45 岁,就诊日期:2017 年 11 月 2 日。

主诉:颈部疼痛不适,伴头痛 3 月。

病史:患者 3 月前,因做手工活十字绣,时常低头,出现颈部不适
伴头晕,曾在按摩店按摩,医院小针刀治疗,效果不明显,今来本中心
诊治。症见:颈部疼痛不适头痛头晕,舌质淡,苔薄白,脉浮弦。X 片:
颈椎变形,增生,椎管狭窄。

中医诊断:项痹 淤血阻络证

西医诊断:颈椎病

治　　法:活血化瘀,醒脑开窍。

处方:

[药物]　当归 30 克,桃仁 20 克,红花 20 克,川芎 15 克,枳壳 30 克,川牛膝 30 克,桔梗 30 克,柴胡 20 克,鸡血藤 30 克,延胡索 30 克,苍术 30 克,乳香 20 克,没药 20 克。

[制法]　共研细末,醋调成小饼状。

[用法]　烘热,敷于神阙穴、大椎穴。

针刺:

[穴位]　百会、四神聪、风池、肩井、合谷穴

[操作]　常规消毒,针刺0.5～1.0寸,合谷、风池泻法为主,余穴位平补平泻;针刺后配合推拿治疗。

疗效:针灸 1 天后症状减轻,1 周后症状明显好转,10 天后症状完全恢复,嘱改变不良习惯,适当锻炼,随访至今未复发。

2.冉某某,女,30 岁,就诊日期:2019 年 9 月 12 日。

主诉:颈部疼痛不适,伴头疼头晕半年

病史:患者半年前,无明诱因出现颈部疼痛不适,曾推拿和用药,但具体不详,效果欠佳。今日来,症状 有所好转,遂来本服务中心针灸科就诊。症见:枕部扭转 疼痛,伴头疼、头晕;神志清,纳可舌质暗、苔白腻,脉弦细。拍片:颈椎增生、变形。

中医诊断:项痹 气血失和证

西医诊断:颈椎病(椎动脉型)

治　　法:调和气血,通经止痛

处方:

[药物]　当归 30 克,桃仁 20 克,红花 20 克,川芎 15 克,枳壳

30 克,川牛膝 30 克,桔梗 30 克,鸡血藤 30 克,延胡索
30 克,乳香 20 克,没药 20 克。

[制法] 共研细末,醋调成小饼状。

[用法] 烘热,敷于神阙穴、大椎穴。

针刺:

[穴位] 百会、四神聪、风池、天柱、肩井、合谷

[操作] 常规消毒,针刺 0.5～1.0 寸,合谷、风池泻法,余穴位平补平泻。

疗效:3 天后症状有所好转,1 周后明显减轻,半月后状消失。

七、尿频

吴某,女,56 岁,就诊日期:2019 年 9 月 12 日。

主诉:尿频尿急 2 年

病史:患者 2 年前因受凉后,尿频尿急伴小腹怕凉,曾在市立医院,济南等多地方治疗,具体用药不详, 效果欠佳。今来本服务中心就诊,症见:乏力,尿频尿急,手足凉,舌淡,苔薄白,脉沉细。

中医诊断:尿频 阳气虚证

治　　法:温经缩尿。

处方:

[药物] 肉桂 6 克,丁香 6 克。

[制法] 共研细末,用黄酒调为糊状。

[用法] 贴脐部,每日换药 1 次。

针刺:

[穴位] 天枢、关元、中极、水道、丰隆、中脘、气海、三阴交、阳陵泉。

[操作] 常规消毒,针刺 1.0～1.5 寸,关元、水道、气海、中脘、三阴交捻转补法配合温针灸 6～10 壮。

疗效:针灸 1 次后,效果显著,3 次后好转,1 周后完全恢复。嘱饮食注意,不要受凉。随访至今未复发。

八、腱鞘炎

贾某某,女,40 岁,就诊日期:2019 年 10 月 29 日。

主诉:手腕部疼痛不适 1 年。

病史:患者 1 年前因受凉后,出现手腕部疼痛不适。曾在附近卫生室给予药物治疗,具体用药不详,效果欠佳。为进一步治疗,今来本服务中心诊治。症见:手腕部疼痛不适,握力受限,舌质淡,舌苔白,脉沉细。

中医诊断:痹症 寒痹

西医诊断:腱鞘炎

治　　法:祛风散寒止痛

处方:

[药物] 盐适量

[用法] 在肚脐上铺盐使平,约如铜板厚,用似黄豆大艾炷,视患者壮弱与病情灸 5～30 壮不等。也可用艾条熏灸 10～30 分钟,每日熏灸 1 次。灸后皮肤若起水泡,可用消毒针头刺破放水,外涂龙胆紫,敷以消毒纱布,防止感染。

针刺:

[穴位] 合谷、鱼际、列缺

[操作] 常规消毒,针刺 0.5～1.0 寸,泻法,配合温针灸 6～10 壮。

疗效:经治疗 1 天后,效果有所好转,3 天后症状明显减轻,1 月后症状消失,嘱注意休息,避免受凉,后随访未复发。

九、便秘

潘某某,男,22 岁,就诊日期:2019 年 7 月 22 日。

主诉:便秘伴腹胀 1 月

病史:患者 1 月前嗜好辛辣食品,出现便秘,曾在附近门诊给予通便灵胶囊,效果欠佳,今来本服务中心治疗,精神可,舌质红、苔黄腻,脉滑数。

中医诊断:便秘 胃肠积热证

治　　法:泻热、导滞、润肠通便

处方:

〔药物〕 皮硝 6 克,皂角 1.5 克。

〔制法〕 将皮硝用水化开,入皂角碎末共捣烂成饼状。

〔用法〕 敷脐,以温灸膏固定。用于热秘。

针刺:

〔穴位〕 左侧天枢、归来、中脘、三阴交、足三里、太冲。

〔操作〕 常规消毒,针刺 1.0～1.5 寸,捻转泻法。

效果:经治疗 1 天后,症状有所缓解,3 天后症状明显好转。

十、鼻渊

马某某,男,24 岁,就诊日期:2019 年 7 月 22 日。

主诉:鼻塞伴头疼 2 年

病史:患者两年前因受凉感冒以后出现鼻塞伴头疼,曾在附近门诊治疗,具体用药不详,效果欠佳。今来本服务中心诊治,症见:患者鼻音重、鼻塞头疼,呼吸困难,舌质肿、苔白厚,脉细滑。查体见双侧鼻夹肥大。

中医诊断:鼻渊 脾肺两虚证

西医诊断:鼻炎

治　　法:健脾、宣肺、通窍

处方1:

[药物]　党参10克,白术7克,干姜5克,灸甘草3克,盐酸苯海拉明1.25克。

[制法]　将前4味药混烘干碾面,加入苯海拉明(研末),备用。

[用法]　每用0.2克填脐,覆盖一软纸片,再加棉花,外用代温灸膏固封,3～7天换药1次。

处方2:

[药物]　白芥子、元胡、细辛、辛夷、苍耳子、肉桂各等量。

[制法]　上药研成细粉混合,备用。

[用法]　用鲜姜汁把药粉调制成圆饼贴敷于脐眼,一般以覆盖整个肚脐为准,后用代温灸膏定,24小时后取下,每隔10日贴敷1次,3次为1个疗程,间隔1个月再行第2个疗程,连治3个疗程。

处方1、2交替使用。

针刺:

[穴位]　印堂、迎香、列缺、合谷、丰隆、足三里

[操作]　常规消毒,针刺1.0～1.5寸,捻转平补平泻。

疗效:经治疗1天后症状有所好转,10天后明显减轻,1月后症状明显消失,后随访未复发。

十一、带下病

1.贾某某,女,30 岁,就诊日期:2019 年 06 月 26 日。

主诉:小腹、腰骶部不适伴白带增多 3 月。

病史:患者 3 月前,因受凉后,出现下腹部胀痛,伴腰骶部坠疼,曾在门诊部治疗,具体用药不详,症状未见明显好转,逐渐出现白带增多,外阴瘙痒,今来我中心诊治,症见:精神尚可,神志清,舌质淡,苔白厚,脉细滑。B 超检:盆腔积液,白带 Rt:白细胞+++。

中医诊断:带下 寒凝湿滞

西医诊断:白带增多

治　　法:祛寒,燥湿,杀虫,止痒。

处方:

[药物]　新鲜姜片。

[制法]　将姜片穿孔数个。

[用法]　敷于神阙穴上,然后放置黄豆大小艾柱灸之,连续 20 至
　　　　　30 壮,隔日一次。也可用于急性腰痛。

针刺:

[穴位]　中脘、气海、肾俞、次髎、血海、三阴交

[操作]　常规消毒,针刺 1.0～1.5 寸,捻转平补平泻,配合温针
　　　　　灸 10～20 壮。

疗效:经治疗 1 天后,下腹部和腰骶部疼痛减轻,白带减少,10 天后症状完全消失。B 超(-)。随访至今未复发。

2.孔某某,女,31 岁,就诊日期:2019 年 7 月 6 日。

主诉:外阴瘙痒伴白带增多 3 月

病史:患者 3 月前无明诱因出现白带增多伴外阴瘙痒,曾自行药

店购买妇炎洁外用,效果欠佳。近日白带增多,为进一步治疗,今来本服务中心治疗。症见:精神可,面色微黄、乏力,舌质淡,苔厚腻,脉滑。

中医诊断:带下病 湿热下注证

西医诊断:白带增多

治　　法:清热利湿

处方 1:

[药物]　白鸡冠花(醋炙)、红花(酒炒)、白术、荷叶(烧灰)、茯苓、陈壁土、车前子各等份,黄酒适量。

[制法]　诸药粉碎为末,过筛。

[用法]　每次取药末 35 克,用黄酒调成稠糊,分别涂布肚脐(神阙穴)、脾俞(11 胸椎旁开 1.5 寸),盖以纱布,代温灸膏固定,2 日换药 1 次。

处方 2:

[药物]　醋炙鸡冠花、酒炒红花、荷叶灰、白术、茯苓、陈壁土、车前子各 3 克。

[制法]　共为细末,酒或米汤调。

[用法]　敷脐,代温灸膏固定。

处方 1、2 交替使用。

针刺:

[穴位]　中极、足三里、三阴交、蠡沟穴

[操作]　常规消毒,针刺 1.0~1.5 寸,捻转泻法为主。

疗效:经治疗 3 天后,白带有所减少,1 周后症状明显减轻,10 天后症状消失。嘱注意卫生,忌辛辣。后随访未复发。

十二、落枕

杨某某,女,36 岁,就诊日期:2019 年 06 月 29 日。

主诉:右侧颈部疼痛

病史:患者晨起后无明诱因出现颈部疼痛不适,不能转头,便来我中心就诊。症见:精神差,痛苦貌,颈肩肌肉紧张,压痛明显,舌质红,苔薄黄,脉浮数。

中医诊断:落枕瘀阻经络证

西医诊断:局部型颈椎病

治　　法:活血、通络、止痛

处方:

[药物]　秦艽 12 克

[制法]　研细末

[用法]　敷脐中,代温灸膏固定,1 日换药 1 次。

针刺:

[穴位]　内关穴

[操作]　常规消毒,进针 0.5 ~ 1.0 寸采用捻转提插结合泻法。

疗效:针刺后患者瞬间症状消失,嘱坐姿正确,后随访未复发。

十三、乳癖

李某某,女,33 岁,就诊日期:2019 年 3 月 9 日。

主诉:双侧乳房胀痛不适半年。

病史:患者半年前无明诱因出现双侧乳房胀痛不适,曾在某医院做钼靶检查。诊断:双侧乳房结节,具体 用药不详,疗效欠佳。近日来,双侧乳房胀痛不适,遂来本中心治疗,查体:精神可,左乳房十点位、右乳房十一 点位触到硬结块,舌质暗、苔薄黄,脉弦数。

中医诊断:乳癖 气滞血瘀证

西医诊断:乳腺增生

治　　法:理气、活血化瘀、散结

处方1:

[药物]　公英、木香、当归、白芷、薄荷、栀子各30克,地丁、栝楼、黄芪、郁金各18克,麝香4克。

[制法]　将上药研面,备用。

[用法]　每次用药前,先以75%的酒精将脐部清洗干净,待晾干后把药末0.4克倾于脐部,随后用干棉球轻压散剂上按摩片刻,以代温灸膏固定,每3天换药1次,8次为1疗程,一般治疗3个疗程。

处方2:

[药物]　香附、川芎各30克,全栝楼、甲珠、南星各2克,青皮、郁金、连翘各15克,麝香5克。

[制法]　将上述诸药共为细末,装瓶备用。

[用法]　先将脐部用75%酒精清洗干净待干。把药末填满脐部,然后用干棉球轻压按摩片刻,以代温灸膏固定。每3天换药1次,10次为一个疗程,疗程间隔3~5天。

针刺:

[穴位]　内关、膻中、乳根

[操作]　常规消毒,针刺1.0~1.5寸,捻转泻法为主。

疗效:经治疗1天后,乳房胀痛有所缓解,1月后症状明显减轻,2月后症状明显消失,B超显示双侧乳房未见异常。嘱注意辛辣食品和情绪,后随访未复发。

十四、不寐

赵某,男,55岁,就诊日期:2019年8月19日。

主诉:不易入睡 2 月余。

病史:因儿女亲事不遂,情志抑郁而不能睡眠,近二月来,每晚常常通宵不寐,有时方有睡意即突然惊醒。今日来我中心诊治,症见:精神疲惫,面容憔悴,五心烦热,口干心烦,纳差,大便干,小便黄赤。舌红,少苔,脉细弦数。

中医诊断:不寐 心肾不交,邪从热化

西医诊断:非器质性失眠症

治　　法:清心之火,育阴潜阳

处方1:

[药物]　丹参20克,远志20克,石菖蒲20克,硫黄20克。

[制法]　上药共研细末,装瓶备用。

[用法]　用时加白酒适量,调成膏状,贴于脐中,再以棉花填至与脐部平齐,用代温灸膏固定,每晚换药 1 次。

处方2:

[药物]　黄连、肉桂各适量。

[制法]　共研细末,蜜调为丸。

[用法]　填脐内,代温灸膏盖之。

处方 1、2 交替使用。

疗效:经治疗 2 天后,睡眠有所缓解,半月后症状明显好转,嘱注意饮食,调节情绪,后随访睡眠较好。

十五、汗出

徐某,女,68 岁,就诊日期是 2019 年 10 月 9 日。

主诉:夜间出汗 10 余年。

病史:患夜晚汗出 10 余年,近期傍晚面部发热感,今日来我中心诊治,症见:手心灼热,寐中汗出如洗。纳差,多食则胀满,嗳气、大便间断性干燥,口干粘而苦涩,舌质红,苔薄腻,脉象细数。

中医诊断:盗汗 阴虚有热,津液外泄

治　　法:滋阴清热,固表止汗

处方:

[药物]　五倍子适量。

[制法]　研为细末。

[用法]　敷脐中,1次用药2～5克,1～2日1换。

疗效:经治疗1周后,夜间出汗缓解,半月后症状明显好转,嘱注意饮食,调节情绪。

十六、心悸

丁某,女,60岁,就诊日期:2018年7月13日。

主诉:心慌气短1年余。

病史:患者既往有室性早搏史1年,胸闷气短,心悸时作,今日为寻中医治疗,特来本中心,症见:少气懒言,多梦,口干舌燥,尿黄,大便干,舌质暗红,苔微黄,脉沉。

中医诊断:心悸 气虚血瘀证

西医诊断:心律失常

治法:益气行气活血

处方:

[药物]　山楂100克,山楂浸膏10克,厚朴100克,厚朴浸膏10克,白芍250克,甘草浸膏8克。

[制法]　共研细末,烘干,再加入冰片少许。

[用法]　每次200毫升,用黄酒调糊敷脐,3天换药1次。

疗效:经治疗 1 月后,症状明显好转,嘱注意饮食,调节情绪。

十七、痛经

吴某某,女,27 岁,就诊日期:2018 年 9 月 10 日。

主诉:经行疼痛 3 年余

病史:患者经行疼痛难忍 3 年余,剧痛时出冷汗,腰腹肛门坠痛。今来中心诊治,症见:经期延迟有血块,舌质暗淡,边有小瘀点,苔薄白,脉弦细数。

中医诊断:痛经 气滞血瘀证。

治法:活血化瘀,行气止痛

处方:

〔药物〕 肉桂 10 克,吴茱萸 20 克,茴香 20 克。

〔制法〕 共研细末,用白酒适量,炒热。

〔用法〕 乘热(以不烫皮肤为度)敷于脐部,然后代温灸膏固定,每月行经前敷 3 日即效。用于寒凝气滞之痛经。

疗效:经治疗 1 月后,症状明显好转,嘱注意饮食,适当锻炼,调节情绪。

十八、腹泻

陆某,男,56 岁,就诊日期:2019 年 11 月 12 日。

主诉:腹痛、便稀 10 余年,加重 1 周。

病史:患者 10 余年前出现日大便次数多,大便稀,无脓血;肠镜检查提示结肠炎;曾多处治疗,症状时轻时重,1 周前加重,今日来诊,症见:形体消瘦,皮肤干燥,精神疲惫,日大便 3-5 次,便前肠鸣腹痛,有下坠感,便后腹痛自愈,伴胸脘胀满,舌红苔薄白,脉沉细弦。

中医诊断:泄泻 肝强脾弱

西医诊断:慢性结肠炎

治　　　法:泻肝补脾、行气止痛

处方:

[药物]　肉桂 3 克,硫磺 6 克,白胡椒 1.5 克,鸡内金 3 克,枯矾 6 克,五倍子 6 克,新鲜葱头 3~5 节。

[制法]　出葱头外,余药共研细末,贮瓶备用。

[用法]　取葱头捣烂,与上述药末拌匀,加适量醋酸调成糊状,平摊于脐部,以代温灸膏固定。

疗效:经治疗半月后,腹痛、便稀症状好转,嘱注意饮食,调节情绪。

十九、咳嗽

膏某,男,35 岁,就诊日期:2018 年 3 月 22 日。

主诉:咳嗽咳痰半天。

病史:患者三日前感冒并发烧,未重视,今日出现喉痒、咳嗽;特来我中心诊治,症见:患者咳嗽,有痰不易出,舌质红,苔薄黄,脉浮数。

查体:肺部听诊呼吸音稍粗,胸部正位片未见明显异常。

中医诊断:咳嗽 风邪乘肺,内热被束

西医诊断:上呼吸道感染

治法:疏表清热,宣肺止咳

处方:

[药物]　桂枝、干姜、杏仁、芍药、甘草、桔梗各五克,葱汁适量。

[制法]　将上述中药除杏仁外研成细粉,混均,加入到已捣成泥状的杏仁中,研均,用大葱 2 根,榨汁,过滤,葱汁加至上述药物中,做成药饼。

[用法] 药饼敷脐,外以代温灸膏固定,隔日换药一次。

疗效:经治疗2次后,咳嗽症状好转,嘱避风。

二十、高血压

1.周某,男,70岁,就诊日期:2018年11月12日。

主诉:头晕胀痛1天。

病史:患者既往有高血压病史10年余,1天前头晕胀痛,曾至医院检查,颅脑今日来我中心诊治,症见:测血压170/110 mmHg,腰酸腿软,手足欠温,全身浮肿,面色苍白,形体消瘦,舌淡苔嫩白,脉细弱。

中医诊断:头痛

西医诊断:高血压病

治　　法:育阴壮阳,引火归元

处方:

[药物] 吴茱萸、川芎各等分。

[制法] 混合纤维细面,秘贮备用。

[用法] 将神阙穴用酒精棉球擦干净,取药粉5~10克纳入脐中,上盖用代温灸膏固定。3天换药1次,1月为1疗程。

疗效:经治疗2次后,头晕胀痛等症状好转。

2.马某,女,61岁,就诊日期:2019年10月23日。

主诉:发作性头痛3年余。

病史:患者高血压病史3年余,每逢思想紧张或疲劳时发作,今日为寻中医治疗,来我中心诊治,症见:患者头痛、心慌、烦躁、口苦、咽干,舌红,苔黄,脉弦数,测血压170/100 mmHg。

中医诊断:头痛,心肾阴虚,肝阳上亢

西医诊断:高血压病

治　　法:滋阴平肝潜阳

处方:

[药物]　天麻、钩藤、珍珠母、菊花、草决明、生地、赤芍、槐花、川芎、地龙、吴茱萸、冰片等。

[制法]　将上述药物晾干、粉碎。

[用法]　将药粉敷于脐中,以代温灸膏固定。

疗效:经治疗1周后,头痛等症状好转。嘱注意调节情志。

二十一、水肿

赵某,男,46岁,就诊日期:2020年1月3日。

主诉:全身浮肿1周。

病史:患者有慢性肾炎史10余年,1周来,全身浮肿,特来我中心中医诊治,症见:面色苍白,恶心呕吐,腰痛腿软,全身浮肿,小便不利,舌淡,苔白腻,脉迟缓。

中医诊断:水肿,肾阳虚衰,气化不行

西医诊断:慢性肾炎

治　　法:补肾固本,降浊治标。

处方:

[药物]　淡附子30克,生大黄30克,黄芪30克,益母草30克,车前子30克,生牡蛎30克,超枳实10克。

[制法]　制成丸剂,每丸3克。

[用法]　用时以1丸敷脐,外用温灸膏固定,每3天患药一次,8周为一个疗程。

疗效:经治疗1月后,浮肿等症状明显好转。嘱注意饮食、休息。

附录　白衣丹心写忠诚

　　菏泽市经济开发区丹阳办事处社区卫生服务中心王季春，1980年参加工作，一直兢兢业业，恪尽职守，无怨无悔，在人生的历程中留下一行深深地脚印，用青春、用汗水，用火红的生命，书写了人生奋斗的辉煌篇章，诠释着不忘初心、继续前进的人生之歌。

　　2009年5月在全省基层中医工作中，由于表现突出，成绩显著，被山东省卫生厅评为"全省基层中医工作先进个人"；2012年2月被菏泽市卫生局评为2011年度"优秀乡村医生"；同年3月被评为2011年度"菏泽市中医工作先进个人"；2016年被山东省卫生计划生育委员会、山东省中医药管理局评为"山东基层名中医"。菏泽市中医药学会小儿推拿专业委员会主委、菏泽市中医药学会常务理事、菏泽市中医药学会五运六气学会副主任委员。

　　悬壶济世，夯实为医基础。王季春出身于普通的干部家庭，有着朴素的感情和较强的同情心。他在学生时代，看到农村缺医少药，就决心立志当一名医生，"为千家解忧、为患者除病"，成为他心中的夙愿。为了实现这一理想，1982年至1985年就职于东明县人民医院中医科。1984年，调入菏泽市中医医院工作。他废寝忘食，不计寒暑，年年岁岁用其坚忍不拔之毅力，克服困难，熟读了《黄帝内经》《伤寒论》《金匮要略》《神农本草经》等经典名著，取其精华，植入骨髓。

　　为了提高其医术，王季春先后求教于菏泽城区高宝海等诸多名医，虚心学习，取其要旨；精心研习中医理论，夯实基础，自我提高。在实践中，大胆借鉴前人的经验，为我所用，每每取得事半功倍的良效。在为医的日子里，用其言行，践行着"一心为民去病痛、乐为万家分忧愁"的思想，在事业的旗帜上，写下了两个鲜红的大字"忠诚"。

　　功夫过硬，胸有成竹，王季春渐成"患者救星、病魔克星"。善用中医理论辨证施针治疗颈椎病、肩周炎、腰椎间盘突出症、强直性脊椎炎、头痛、中风后遗症、面瘫、胃脘痛、失眠、妇科杂症等，具有特殊疗效。对于常见病感冒、泄泻、月经不调等，不用药物治疗，只用针刺、艾条灸、膈药灸、膈姜灸等绿色疗法，见效快，无副作用。对于风湿性关节炎、类风湿性关节炎、足跟刺用中药熏蒸等方法；对于小儿腹泻、感冒用推拿方法即可。2019 年 9 月又拜师于国医大师石学敏院士潜心学习，治疗中风病。

走出国门，赢誉异域他乡。1992 年 10 月，王季春光荣地被选入中国援俄医疗队。走出国门，他深感使命在身、重任在肩。一位因严重摔伤的患者，经俄国大医院治疗后效果甚微，怀着试试看的态度到此求诊，王季春细心为其治疗，顿时出现奇迹。患者当场竟能离开轮椅而慢慢走动。二次治疗后，患者可上下楼梯。第三次之后，行动自如。奥廖尔州州长，因患坐骨神经痛，终日坐卧不安，虽经多方延医，效果微乎其微。王季春为其诊治后，利用传统的中医针灸，连续五次进针，病体基本痊愈，令俄方朋友赞叹不已。

患者尤利娅周五上午来诊，自述头疼失眠 20 余年，工作起来非常不适、烦躁、易怒、纳差。曾经到奥廖尔州医院等多家医院治疗头疼、失眠、多梦、烦躁，时轻时重，即日来诊，症见舌淡、苔白、厚腻、脉细伴有滑脉。王季春运用祖国传统疗法，给针灸取穴，选用百会、四神聪、列缺、太阳、风池等穴位。治疗后第二天来诊，说当天晚上休息很好，并带来 10 余人就诊。除用头针治疗外，加用耳穴压豆法治疗，治疗一周休息两天，两个疗程后，尤利娅病情未再复发。俄方在《真理报》等主流媒体发表消息，连赞"中国医生了不起"。

扎根基层，服务一方百姓。2007 年，根据市政府要求市中医院安排王季春筹建社区卫生服务中心。在他的带领下该中心发展迅速。中心下设 16 个社区卫生室，服务人口 10 万余人。拥有彩色多普勒、X 光机、乳透机等，现有职工 50 余人（其中高中级职称的 8 人），设有全科门诊、中医专科、推拿科、妇科等职能科室，能满足社区群众诊疗服务。

这些年，王季春植根基层，周边桑屯、武寺、肖楼、何楼、党庄、马庄等村，都曾留下他为民服务的足迹。对当地的孤寡老人，他时常主动上门服务，打针送药，并细心地倒上开水，将药分好，亲自服侍他们将药服下，有时竟然持续数日，直至他们病愈，感动地他们不知说什么好。据统计，他这些年行程达 4.5 万公里（相当于围绕地球赤道转

1.12圈），出诊次数千余次；诊疗患者逾4万人次。

王季春说过："我要把患者当作自己的亲人，要用爱心做好本职工作。"事实证明，他是这样说的，也是这样做的。2007年到丹阳社区卫生服务中心工作，王季春被组织上任命为中心主任，处处以身作则，要求职工做到的，自己首先做到；坐诊从不离岗，早到晚归；有的患者家属请其出诊，即使刮风下雨，也从不推托。遇有特困病号，总是主动伸出援助之手，甚至用其微薄工资中的一部分来奉献一片爱心，累计金额近万元。

热心公益，造福一方群众。王季春热衷于为老年居民健康查体等公益性事业。先后组织50余次义务健康咨询活动，走向街头，免费为居民进行义务测量血压、测血糖、健康查体，累计服务（社区居民、教师等义务查体）逾万人次，免收费近30万元。组织散发预防疾病、健康生活（科学洗手、预防感冒、预防中暑、肠炎防治等）等宣传品近10万份，积极对居民进行卫生科普教育，努力提高市民科学生活的内在质量。同时，他还专门组织医务人员，到社区敬老院定期不定期地进行免费诊疗活动30余次，服务对象达650余人次。

这些年，王季春结合自己的工作实践，进行医术探研和学术交流，先后在《中国青年》《江苏中医》分别刊发《针灸配合牵引治疗腰椎间盘突出症》《头针治疗脑血栓后遗症33例》《得了心疼怎么办》等多篇学术论文，并主编《长寿必读》《中国保健疗法继承》《针灸养生学》等专著，获得专家、同仁好评。2012年12月，由其撰写的《悬中穴治疗颈椎病》，被评为菏泽市职工优秀技术创新成果二等奖。

这些年，王季春先生无悔人生，志存高远，淡泊名利，重操守，尚气节，表现出良好的职业道德。他的业绩载入《曹州名医集传》《曹州杏坛名士集传》《世界名医大全》《中国当代医学名人》等典籍。"不忘初心，奋斗不息"，如今王季春正继续率领他的精英团队，扬帆起航，继续驶向更加光辉灿烂的美好明天。

由于笔者能力有限，书中难免有不足之处，敬请各位专家同行斧正。